文成天縱

中醫古籍稀見稿抄本輯刊

ZHONGYI GUJI XIJIAN GAO-CHAOBEN JIKAN

李鴻濤 主編

46

廣西師范大學出版社
GUANGXI NORMAL UNIVERSITY PRESS
·桂林·

第四十六册目録

惜餘醫案一卷

〔清〕柳寶詒著
清玩月軒主人抄本

惜餘醫案一卷

本書爲中醫醫案著作。柳寶詒（一八四二—一九〇一），字谷孫，號冠群，江蘇江陰人，爲晚清著名醫家。他醫術精湛，勤於臨床和著述，著述較著名者如《柳選四家醫案》。《惜餘醫案》是柳氏臨證醫案的彙編，其中所包含的辨證論治思想可以反映柳氏倡導的伏温學説及治療温病的泄熱透邪、養陰補托治法。

惜餘嘗槩

玩月軒主人抄錄

惜餘醫案

寶詒柳冠群先生著

胡左　平素體肥多痰偶因勞倦引動肝陽顛仆昏迷而爲類中之病五日來大解未行舌謇倦卧項腫顴赤神情昏憒皆由痰濁乘氣火之勢蒙擾心包色舌苔灰黃厚濁溺赤氣穢脈象弦數持大按之有力右手尤硬濁熱阻窒腑氣不克通降參考古法有三化湯通腑之例惟另法專屬中腑然而設未必兼有徹陰見症也亦因漢彥兄議方先與清肝化痰稍參通腑之意

俾得從此轉机乃為佳耳

羚羊角　炒丹皮　黑栀仁　陳胆星　廣鬱金

左牡蠣　製姜蚕　宋半夏　廣橘紅　生枳實

石菖蒲　括蔞仁元明粉仝打和　荊竹瀝姜汁冲入　至寶丹一丸化服

白杏仁　漱以鈎　大連喬

陳左　咯血之後繼以紅血逆而月不止刻診脉象虛數而急舌無光絳

已見虛損營傷之象古人治虛証多以保之建中為主誠以損及

中氣即投藥餌亦難奏效於時幸此症胃納尚佳中氣可恃設

憲脈虛遲，虛陰氣有就涸之勢，肺藏有日爍之虞，亟於以保元爲主，佐以清肺育陰，冀其脈虛漸退，方可漸圖恢復。

吉林參　炙黑艸　上綿芪　東白芍　紫蛤殼
大生地　白薇須　毛燕窩　川百合　淡天冬
枇杷叶　青蒿露

再診　前進保元法，佐以清肺毓陰，欬嗽口燥就減，惟脈象虛數未退，每息六至有餘。凡陰虛之證，皆因營氣虛濇而起，濇則營行日遲，衛行日疾，而口燥生焉。愈燥則營衛愈濇，濇脈象因之愈虛。

按古人論虛症每以脉象之遲速爲病之輕重職是故也刻下胃仍尚佳中氣未傷尚有立錐地步還可淅圖扶復姑與方劑養陰和營仍合保元之意俾得脉象淅緩方有把握

真吉林人參　蛤粉炒陳阿膠　炒黑酸棗仁

東白芍　丹皮炭　麥麦冬　大生地　左牡蠣

上茯苓　炙甘艸　川百合　白前米　炒歸身

白亂髮　柏子仁

方左木火衝激血不能安於絡而上溢爲吐幸稟賦堅實故屢發而不

見證象診脈左手平數右手弦長右中尤甚若有氣火灼胃之象於

方養胃和肝

扁金斛　安心竹　大麥冬　炒丹皮　女貞子

鎊羚羊　大生地　廣橘白　煅石決　黑梔仁

生甘艸　枇杷叶　鮮藕節　廣鬱金

周左

營血虧損治在肝脾耳鳴昏絕眩血少不能養肝也古者以厚

古賢不治脾陽隨血下脫但血不復無以煦其陽陽不回無以攝其營

況脾陽不運則濕濁因聚納谷不旺更無以培營氣之源治當

以溫運脾陽佐以養營濟肝

潞黨參　綿黃芪　炒歸身　東白芍　廣木香

炮姜炭　春砂仁　淡附炭　石決明　炒丹皮

大生地　廣陳皮　茜草炭　雞內金　谷麥芽

趙左　左脈虛細弦軟而數右脈彼根自春徂夏瘧後屢發欬逆纏綿年方志學而診象若此想由稟質不堅生發之氣太速木氣過升水不涵木燥則生火而上爍肺金下泄腎髓日耗營陰三年內受其斃矣刻下雖暑未退且見泄瀉未可重劑填陰暫擬先用清肝

肅肺培土和中一以迎秋金肅之來復一以防餘暑之蘊中須俟秋高氣爽方可續進補劑

淡天冬　生地炭　左牡蠣　大白芍　丹皮炭

南沙參　川百合　黎馬料　淮山藥　新會皮

青蒿子　白扁豆　功勞子　枇杷葉　鮮藕節

顧右　病出於肝脾而藏於營營空則化風生火而為眩暈血燥不潤而為痰阻脾氣不運則脹悶色黃舌濁肢冷刻當吐痰之後熱逆喉鯁胸膈板滯皆氣逆行於肺絡不得疏降痰阻於上氣窒於中

而脉象處處有藏損之徵調治頗難措手與和營暢氣泄肝通絡

旋覆花　紫丹參　当歸鬚　炙紫菀　西砂仁

栝蔞皮　粉前胡　東白芍　廣鬱金　廣橘絡

刺蒺藜　白蔻米　炒丹皮　紫降香　枇杷葉

再診

脾氣運則脹滿略鬆痿黃之色略退更朐夜略舒營似亦有條暢之機惟唇色乾澁而且苔色微灰舌底澁而不華肝脾營氣虛損虛則氣滯不通損則陰血枯濇病關藏氣既見有所能調故於消肝健脾法中仍佐和營暢氣之意

西洋參　細生地　炒當歸　春砂仁　生茯神
野於朮　紫丹參　廣木香　黑穞豆衣
廣木香　石決明　東白芍　柿子霜　真之眼肉

徐左　血行清道而居經血只故由於肝火不平蓋灼營陰以致血從沸騰屢發不已陰血日耗肝失所養木火愈急驟反逆刑肺金喘逆鼻煽形容色澤憔悴脾胃轉輸日鈍上損之候已深而況跗腫便溏中氣亦憊脈象細數右尺躁動浮數所伏之肝火不特上尅肺金抑且下吸腎水陰肝腎不主收攝偏病見於上而根在下在損症中

為最深之候姑與清肝肅肺培土佐腎之法氣降而頑核過定矣
傷金之令方可從長議治

台參鬚　黑豆　女貞子　旱蓮艸　以百合
東白芍　大生地　淮牛膝　炒归身　五味子
洋天冬　淮山藥　生牡蠣　紫石英　毛燕窩　枇杷葉

頓右痰濁因阻由乎胃氣不降而胃氣之所以逆者則由乎肝火之尅
刻下飯谷則脹得飲輒嘔吐甜濁上泛時更嘈枫若肝氣迫促
此肝氣升而肺肺氣均逆矣弃於清洩柔火疏降肺胃

姜汁炒細毛川連　醋煅代赭石　醋煅瓦楞子壳　姜竹茹
淡乾姜　製半夏　白茯苓　生白术　旋覆花
佩蘭葉　雲茯苓　春砂仁　小枳實　桂丁子

張右　陰氣日虛，肝陽升擾，晚熱少寐，鳴眩心悸，皆屬肝陰亏之症。惟木氣升則氣机易於逆窒，故兼有脘悶作痛之候。速治之策，總以養陰爲主，而清肝火和肝氣，隨時增損可也。前因脈左虛右浮，茲先進煎方清泄氣火。

小生地　西洋參　瓦楞子　軟白薇　丹皮炭

東白芍　黑山梔　刺蒺藜　豬膽汁拌炒淨棗仁
鹽橘白　生枳實　夜交藤　細毛竹連炒大麥冬
竹二青　石決明　小青皮

膏方　擬濟陰熄肝法　方未見

揚左　始由伏邪挾積纏綿不退，燔熱化燥，已閱兩月，屢便下泄，而積垢未淨，故仍復煩燥渴飲，舌色乾紅，根苔灰黃不退，胸前紅疹遍發，熱勢尚盛，脈象右部見浮而數，左部虛弦，推其病情，積熱固未清泄，而邪熱之燔於營分者，亦未透達，所以淹留不解也。刻下卻有

必虛邪戀之處矣然營熱與衛熱兩燔自非急與清解則熱內而陷勢必昏痙並至其害伊於胡底擬方仿氣血兩燔治法冀其營熱可透衛熱可泄方許無妨

鮮生地　杜丹皮　大麥冬　玉泉散　小枳實

南花粉　連翹心　京元參　黑山梔　栝蔞皮

鮮沙參　茅根肉　淡竹心　活蘆根　白杏仁

謝

但熱不寒之謂之癉瘧前賢用桂枝白虎湯专清陽明熱邪有口渴煩熱等陽明熱象方與治法相合茲症熱來時頭暈耳鳴

煩躁痙掣全是厥陰熱象諒係伏邪乘肝陰之虛即由厥陰而發始由經所謂伏邪隨氣而發不知何經之動即其旨也但經言無引出端而前賢未嘗推論及此故無成法可臨師芥即仿佳倍以究之意而多通之一面清肝一面泄邪由古法化出不必泥古方也

羚羊角　粉丹皮　黑山梔　刺蒺藜　淡子芩

青蒿梗　大貝母　軟白薇　製首烏　淨米鉤

杏仁泥　生甘草　竹二青　茅根肉

胡　中焦脾胃之氣必藉木氣以鼓運中木不得疏達則陷於土中而居

張　脅痛火空之氣往來六府少陽不和之証經治後空氣暫止而不上
未和腹中尚痛因熱脅犯中且積氣留戀還宜疏木和中清泄裡氣
藿石斛　銀柴胡　枳殼炭　東白芍　生[illegible]神曲
雞內金　醋青皮　連翹殼　茯苓皮　炒香谷芽
廣木香　川通艸　乾荷叶　淡子芩　陽春砂仁

邹　右經停數月陡作崩漏六七日來崩勢略定而少腹痠楚經漏
淋漓不止脈象數疾微弦右寸關尤覺銳駛舌苔滿白舌質不華
營血大傷脾陽不振而痰濁因之日阻故胃納不旺也空氣連作是

營陰之氣虛散不攝乃失血後常有之症所患脾陽就損恐其一時不克根復且擬方用養血攝營溫脾和中之法

炙黃芪　生地炭　炮姜炭　東白芍　陽春砂仁

煨木香　陳阿膠　炒歸身　炒丹皮　茜草根炭

川斷肉　新会皮　軟白薇　細青蒿　側柏葉炭

黃左　溲溺半載歷經清滌未獲全愈脈來軟弱微數究其致病之源不外乎腎陰虧損脾陽下陷但病每重於旁晚兼見內熱盜汗據述自得溺症素患遺泄不作是陰虛之熱與相火之動均經并

入膀胱前方脾腎兩治累見小效兹擬合入封髓法仍不外固健脾分
養陰利溺之意

潞黨參　清炙芪　野於朮　白茯苓　生甘草梢

鹽水炒川黄柏　鹽水炒西砂仁　鹽水炒車前子

帶心蓮子　大生地炭　淮山药　乾荷叶边

左牡蠣　丹皮炭　鹽水炒菟絲子　潼沙苑子

毛左　泄溺宜健脾遺泄宜補腎世俗一定成法似細審病情口瘡足
療舌苔黄膩脉象帶數胃納細而不佳時常甜膩種種見端脾

藏必有瘟疫蓋發化熱外及於胃故久瀉不止而引相火故遺泄頻作用藥之法當就脾藏清泄疫熱勿以爲日沉久遠投濇也

生蒼朮　生茅朮　川黃柏　淡黃芩　春砂仁
綿茵陳　廣陳皮　生薏米　生甘草　大豆卷
炙雞金　生枳實　白茯苓　乾荷葉　車前子

龔　右少腹痛硬有形左腿痿痹小溲艱痛此屬瘀阻營絡奇經之氣竅而不行蓋宿瘀不去則新血不能歸經故平時癸期淋瀝而痛近日更甚脈來濇數口熱苔細舌色蒼灰喘佛瘀熱上重恐

成口糜，急與疏瘀導熱，俾得通泄，乃有鬆机

细生地　炒丹皮　炙乳沒　紫丹參　大小薊炭

童木通　鹽赤苓　橘核絡　金鈴子　醋炒延胡

當歸尾　降香片　西血珀　淮牛膝　子紅花　鹽炒黃檗

周左　先患咳嗽，肺胃陰氣已傷，復因木火衝逆，吸紅屢發。凡人身五志之火，惟肝為最烈，火爍陰益傷，上灼肺金，下吸腎水，而藏血受戕賊。脈象虛細急數，兩手皆弦，即木火不靜之徵也。最宜靜養，勿再操勞惱怒，藥餌不可間斷，或可漸圖恢復。

西洋参　莧麦冬　大生地　川百合　蜜炙馬兜鈴
生牡蠣　黑桃仁　白朮　軟白薇　蛤粉炒阿膠
東白芍　炒丹皮　枇杷叶　刺蒺藜　寶珠山茶花

孟左　濕積下注垢痢紅白兼作惟向患溺痢復脹刻因氣机下陷瘀積
併入膀胱小便淋澀少腹窒塞近更神昏譫語舌蹇目瞪脉象
弦數右硬舌苔晦濁底絳此瘀積下阻於腑上熏及臟兼挾痰濁
蒙擾心包已屬難治之病况直視目盲太陽經氣不通尤為危候
急則治標先與泄濁通府

當歸尾　赤芍　大麻仁　細木通　海金砂
延胡索　川鬱金　紫丹參　廣木香　春砂仁
鮮生地　炒丹皮　石菖蒲　硃茯神　白蔻仁　淡竹葉
鮮藕煎湯代水　真西血珀屑沖藥内服

吳右　向質氣虛不壯中氣輸運失常濕既留戀阻窒氣機從腹之脹悶天陰則必是爲證也其經水淋瀝先期乃木火內鬱肝血不藏便弦脈象左濡右弦舌苔厚濁此病機偏重於氣分當與和中泄濁清暢肝木爲法

川楝子　補骨皮　連皮苓　炒白芍　醋炒廣鬱金
製香附　香元皮　方通艸　炒丹皮　醋炒小青皮
黑枕仁　枟榜米　刺蒺藜　另以小溫中丸空心服

李

肝氣撐痛作嘔嘔延已逾歲月氣阻血瘀經水不行兼感濕邪營
衛俱病故寒熱日作舌色乾絳苔色乾黄腐膩胃陰傷裡熱熾
灼未可投溫燥并擬以養胃陰外和營衛兼佐泄肝疏氣之法俾
得陰液來復方可着手

醋炒延胡索　桂枝炒東白芍　沉炒木瓜　川石斛

酒炒川楝子　醋煅瓦楞子殼　吳茱汁炒川連　炒丹皮
炒黑西洋參　炒黑小麥冬肉　松榛黑片　醋炒小青皮
軟白薇　鮮荷葉　竹二青　白杏仁

顧

肝木犯脾則嘔犯脾則脹犯肺則氣逆木病久必歸於中土腹脹
但大便不時溏泄乃中氣已受戕動作氣逆肝氣上逆於肺故也
偏臥之候似久病正虛未便專用疏泄擬和胃健脾兼佐泄木調氣法
生於朮　鹽水炙小青皮　旋覆花　川百合
刺蒺藜　廣鬱金　大白芍　雞內金　左牡蠣

木蝴蝶　檀香片　枇杷葉　春砂仁

朱

撐痛當從脅及左脇痛甚則嘔吐痰濁脉象細弦病緣肝木犯胃挾中焦之痰濁上逆氣機失暢營衛相悖則形寒裡熱風木浮擾則耳鳴頭眩而惡以肝病爲主腦擬方疏肝安胃暢氣化痰

吳茱萸炒細川連　鹽水炒淡乾姜　醋煅瓦楞子壳

土炒東白芍　淡炒木瓜　醋炒小青皮　細桂枝尖

姜半夏　白茯苓　新会皮　代代花　陳佛手

醋炒川楝子　姜汁炒竹茹　炒丹皮

李左 痙病重則如癇每發在於寅卯醒則吐痰而神情略爽脈來細虛而弦此由陰氣不充肝木失其涵養因而化風生火挾痰濁上竄擾及而厥陰之藏也養陰泄肝以治其本清火化痰以治其標病屬藏陰受傷難冀速效

鎊羚羊 東白芍 南沙參 白蒺藜 左牡蠣打

細生地 煅龍齒 黑山梔 紫丹參 遠志肉

陳膽星 廣橘紅 軟白薇 竹二青

另研琥丸末 孔聖枕中丹末 白金丸末 和勻分五服燈心湯下

吳左軒　陰不足則肝陽浮擾，夜寐不穩，是實陽失陰涵而不能靜，非陽氣之有餘也。瀉肝之藥亦非所宜。刻診脈形虛細而虛，不能鼓指，即肝陽有暗損之象。盜汗痙掣，多夢遺泄，陰弱而陽不內藏之徵。治宜養陰潛攝，庶幾許速效。

西洋參　大麥冬　大生地　刺蒺藜　淨萸肉

硃茯神　製首烏　炒丹參　煅牡蠣　生龍齒

東白芍　軟白薇　淨棗仁　炒當歸　元眼肉

另以天王補心丹　孔聖枕中丹　相和服，開水送下

陳左 按細右手浮數而弦左手浮數如經陽升降絡木火內動其上有多汗犯怒心煩木火擾於心肺也小溲不爽木火注於膀胱也弦火愈熾則陰愈耗延久恐難復法當上清心肺下養肝腎以滋陰潛陽之意治之而和緩相制水即寓其中

北沙參　淡天冬　大生地　左牡蠣　桑白皮
東白芍　地骨皮　粉丹皮　[illegible]　建澤瀉
金石斛　白蒺利　枇杷葉　竹二青　車前子

趙右 向質營陰不足肝失涵養風陽浮動則房鳴眩木火刑金則房

欬嗆口灼，臟陰則爲怔悸，下注衝脈則爲經速，種種病情頗雜，調治此幸胃納尚佳，可進滋養，姑擬滋營熄肝以柔劑治之，合乎肝爲剛臟之旨。

川連拌炒淨棗仁　鹽水炒石決明　杜蠣粉拌炒陳阿膠

大生地　刺蒺藜　白茯神　川百合　炒丹皮

東白芍　黑杞仁　甜菊炭　元眼肉　竹二青

太子參　北沙參

任左　肺之浮腫實裂出水，經絡中所蘊之濕濁盡注於下，橫決而出於

病機尚屬通順惟小溲短少腎與膀胱氣化乏權不能通調水道致
三焦失決瀆之司而水液之排因之壅溢至於痰氣上逆行動則喘
逆愈甚又屬飲邪阻腎氣不能攝納所致也上中焦布之氣亦因
液阻而不能通運故納食之後必搥背噯通始得舒降宣遺痰飲
門中以五苓散與腎氣丸並列一以治膀胱一以腎治脾宜究兼
顧治之從此立意擬煎方用五苓合五皮法

野於朮　連皮苓　建澤瀉　川桂枝　春砂仁

桑皮　冬瓜皮　廣陳皮　製半夏　左牡蠣

淮牛膝　方通草　銀杏肉　五味子乾姜末合打蜜拌炙黑

另用金匱腎氣丸丹每服永臨卧時開水送下

再診　腫勢趨於兩足水流不止遍身濕滯均得藉此為出路無庸止之理　澁　六五

止澁之法惟高年脾腎兩虧腎陽虧不能蒸化水濕小便因之不利

脾陽虧中氣隨濕下陷縱腫因之不消權衡於邪正之間刻下不必

濕濁之不去而慮正氣之不支固本之道不外溫腎培脾仍擬用腎

氣丸日服三錢培脾之法另方附後

潞黨參　土於朮　廣陳皮　川桂枝　川連炒乾姜

車前子　左牡蠣　炙黑草　銀杏仁　連皮茯苓
鹽半夏　胡桃肉　京米仁　淮牛膝　蜜炙五味

畢右　欬嗽痰黃經年不止自汗盜汗經停脉虛是肺營損傷之候神色枯瘁氣促胸板肺虛受傷已及而胸悶腹痛便溏下血絡土虛而右卧少納又來可知根滯積病情錯雜用藥虛[甚]碍姑擬培土生金滋養陰和絡用上中同治之意但頗慮沉多難於奏效

北沙參　生於朮　虛沸草　川百合　川貝母
生蛤殼　生地炭　炒丹皮　炒麥冬　西砂仁

煨木香 廣橘絡 炙甘草 枇杷葉

錢右 先患咳從營陰受損復因時感後熱肺胃津液只傷欬逆氣促晚熱盜汗營陰之損象日深脈來虛細而數舌苔光絳不潤憑症論治當下滋肝腎上養肺胃是虛一定之理惟食少便溏已上損及中矣又宜參入培土之意方爲穩當

北沙參 莧麥冬 生地炭 川百合 左牡蠣

東白芍 青霍斛 白扁豆 白茯苓 軟白薇

毛燕窩 枇杷葉 炒山藥 丹皮炭 炙甘草 白杏仁

另服瓊玉膏四錢臨卧時枇杷湯送下

瓊玉膏方 地黄汁 茯苓末 人參末 上白蜜

再診 前議養陰清肺兼培中土陰熱似屬稍減惟內熱盜汗欬從便溏依然如故是肺胃之液肝腎之陰一時均難遽復且中氣虛陷大便不實凡涼潤之劑尤宜斟酌用之擬以培土生金爲主兼用滋攝之法

潞黨參 北沙參 淮山藥 白扁豆 白炙朮

莧麥冬 五味子 炒芡實 乾白薇 蒙蛤殼

真霍斛 毛燕窩 胡桃肉 製首烏 大生地

頑 右因患肝脾不和令剋肝火偏盛不能藏血於水淋瀝不調時復逆行

爲血脉象虛細左弱右弦過節後熱營陰爲木火所爍陰血日虛

肝陽日亢有延成營損之虞擬用養血熄肝調暢肝營之法

炒生地　東白芍　炒歸身　粉丹皮　黑穭豆衣

生牡蠣　白薇須　廣鬱金　紫丹參　長牛膝炭

陳阿膠　黑桃仁　茜草炭　月季花　紫石英

黃 右經水先期而淡此肝經有火血不能藏血少色淡理固然也平素胃

納不多則血無生長之源頭暈內熱皆肝無血養所致調治之法當滋

養肝營以衛藏血之地，培養脾土以開生血之源，而兼補奇經亦當並用

大生地　全當歸　東白芍　生於朮　春砂仁

廣木香　炒丹皮　刺蒺藜　淨棗仁　白茯神

甘杞子　石決明　菟絲子　紫石英　元眼肉

曹右　少腹痠痛牽引腰脇，腰乃帶脈之所由經，帶脈阻，營氣壅塞所致，近更寒熱咳悶嘔噁，脘痛，左脈弦素，肝氣時邪同病，病機錯雜，用宜殊以辛苦先泄肝和胃，兼佐通絡之意

川楝子　延胡索　廣鬱金　大豆卷　酒炒白芍

再診

當归尾　製半夏　杭芍炭　廣橘絡　吴茱炒川連

醋青皮　丝瓜絡　乾佛手　竹二青　酒炒淮牛膝

便停三日而作崩漏以其有瘀可知四五日来崩势虽减尚有淋瀝不断從前上中二焦肝氣撑迫塊痛因此均得暢泄則不特舒於從此蹤迹并肝氣亦由此泄降誠於病机頗有順利惟少腹時覺有牽墜製不和此必有餘瘀留滞致營絡之氣不克疏暢宜养營固奇权絡調氣衆此營血鬆動之時加意調理可使從前宿疾一切掃除矣

炒当归　生地炭　茜艸炭　橘絡核　紫丹参

製香附　石決明　西砂仁　丹皮炭　炒白芍
蒲黄炒阿膠　鹽水炒厚杜仲　鹽水炒川斷肉
另以白參鬚　雞血藤膏　煎湯沖服

蔣右　脅右紫脹幼時已然近來爪甲色青營血瘀滯已延手足及脊而癸水未通便下瘀紫黑血或多少腹絞痛衝脉之氣逆升於上脉象細澀而營阻血瘀病源氣極非溫養疏通不能奏效然病經十載非旦夕可圖也

炒當歸　製香附　白芍　川斷肉　紫降末

醋炒延胡索　酒炒當紅花　吳萸汁拌炒長牛膝
酒炙冬瓜仁　酒炒東白芍　紫丹參　炒丹皮
另以上桂心　炙乳沒各研極細末分兩服

再診

瘀血上吐下泄近日且吐更甚而氣虧之逆脈形左手弦硬右手細濇
爪甲青色唇舌紫暗較前稍有活潤之機惟氣火上逆目紅喘溢
之壅滯者尚未流通仍當和營導瘀佐以通降之法
炒當歸　查肉炭　炒丹皮　炙乳沒　酒炒赤白芍
旋覆花　生地炭　紫丹參　生錦紋　醋煅代赭石

紅花煎汁拌炒淮牛膝　豬血炒延胡索　西琥珀屑 研細末沖服

真蘇木　茺蔚子　黑金沉

許　右營陰虧耗，木火易浮，近因哀感過度，肝氣上逆，肺氣不降，向晚熱盛汗，肝陰傷而肝陽越也。欬嗆不止，氣從左脇上升，逆於胸臆，必由木火刑金之候。但陰愈虧則熱愈熾，金愈傷則木愈強，勢必液枯陰涸，肝肺兩損。調治之法，不外養陰清熱，肅肺柔肝，務須舒懷調攝，庶可退出損途。

大生地　東白芍　西洋參　麥冬肉　紫蛤殼

南沙參　川貝母　白苡米　煆牡蛤　枇杷叶
旋覆花　桑白皮　粉丹皮　嫩白薇　廣鬱金　竹二青

王右　溫邪化熱，經月不解，肺胃陰液被劫，舌絳起刺，根苔厚燥黃，痰積熱熏蒸於上，已入營閉之途，脈象右虛左弦大，解泄不爽，素年已之先，弱不勝邪熱之熾灼，況痰鳴氣促，舌蹇神糊，切屬至危候，急與泄熱救陰，清肺化痰，以圖徼倖於什一

鮮生地　薄荷葉　鮮沙參　生枳實　肥知母
京元參　涼膈散　烏犀角　西洋參　真川貝

嫩蘆根　連翹心　廣鬱金　枇杷葉　竇竹瀝　姜汁廿許沖入

任左　壯熱無汗脊痛齒板舌苔黃厚邊尖色絳渴欲飲飲間有嘔噁
胸腹痛拒按大便始而溏泄近六七日來閉而不行小水短少入夜譫語
脉象數象不分無伏邪挾痰積交阻蒸蘊熏及營分之象擬方先
用二陳化痰承氣導滯枳殼徹邪再兼清熱之品以俾得分達不至
內陷為吉

淡豆豉　製半夏　廣陳皮　六一散　白杏仁
生枳實　栝蔞皮　薄荷叶　大連翹　淡子芩

黑山栀　廣鬱金　生綿紋　鮮芦根　淡竹葉

方左昆源之邪由募原而入化热熇薰於脘膈之間因涉營分董及心包热重於夜神昏譫語脈象浮數舌色紅且舌苔乾板前以起刺現热灼劫陰热势且因隔得病七八日大解未行腹痛拒按陽明積滯未必無之但手已冷難免後生枝節耳茲擬一方以圖徼倖

鮮生地　連喬心　元參心　黑栀仁　鮮石斛
枯萎實　生枳實　炒丹皮　嫩竹葉　川貝母
鮮芦根　黑犀尖　茅根　銀花炭　白杏仁

張右

據述心下及左脇之塊按之活動，按之作響，病在脾胃部分。此緣肝木乘土，木氣陷於脾胃之絡，痰瘀氣阻，絡道不通所致。與痰瘀堅聚之堅積有需乎攻消者似略有間。其倚左豎長之塊非塊也，衝脈挾臍上行，凡病傷中氣者，每見衝氣上逆不柔。此病關涉本原，不但不可攻削并破氣藥亦非所宜。惟左少腹之塊在厥陰部位，病與疝氣相似，乃肝氣自結於本經，當用疏肝和絡法治之。總之，此病全是肝氣爲患，木病乘土，中氣受戕，治不如法，即有散而成脹之慮。又當於疏泄肝木之中寓之術護中氣，勿使被傷，寧無速效，尚不至於生變耳。追復自

球主脊並無移痛痛等象皆因藏氣內滯致濁氣上壅而然與
外受之風火不同只祗可於疏肝養血中兼顧及之無庸另法圖治也
但管見設及未識當否錄凡方之則印之　卓如我兄　正訒
擬方用建中法以固中氣平胃二陳法以疏痰滯金鈴子散以泄肝
木再參入和血調氣之品作丸藥耐心久服緩緩治之蓋久病無急速
小茴煎汁拌炒川楝子肉　姜製川朴　醋製延胡索
吳萸煎汁拌炒淮牛膝　土炒東白芍　醋炒小青皮
醋煅瓜樓子殼　水磨沉水香　姜汁炒黑山梔仁

桂枝尖　姜半夏　當歸須　廣橘紅　青木香
雲茯苓　野於朮　刺蒺藜　炒丹皮　生甘草
右藥共研細取淨末另用烏梅丸及綠梅花蕊各煎極濃
汁泛爲丸如梧桐子大每服三錢開水送下

魏右　膽木化火已陷於中土亦能發黃病發於土而根於木與尋常之黃
疸不同況素有酒風復挾麴蘗之性蒸於安胃溼於肌腠故偏於
作瘵溫燥之藥固非病情所宜即清涼之法亦須循經按紋方能有
效前擬清木和脾兼解暑熱

佃川連　茯苓安　建澤瀉　大豆卷　刺蒺藜

茅朮安　春砂仁　鷄距子　炒丹安　苡米仁

川黃柏　地膚子　山梔安　六曲炭　炒葛花

壬右　尊嫂之恙前案已詳是屬濕火留於肝膽色徵所致惟肌膚乾燥服去濕藥其病反甚由此設想因陰液耗爍治濕之藥不免犯燥烈耳鄙見擬用滌肝之藥為主佐以清神化濕取藥品之純潤不燥烈者用之或能與病機相合仿道藏補心丹孔聖枕中丹兩丸之方複合錄於左呈請採擇

太子參　京元參　細川連　紫丹參　大生地
苦桔梗　川貝母　塊辰砂　海牡蠣　九節菖蒲
遠志肉　莧麥冬　代赭石　靈磁石　炒黑歸身
西珀屑　東白芍　黑枕仁　猪肚汁拌炒淨棗仁
右藥共爲細末，用竹瀝和姜汁少許泛丸如梧桐子大，真辰
砂爲衣，臨卧時每服三錢，燈心湯送下

王右　風疹起於産後，當由外來之風與血絡中之伏熱相持而成，熱藏於
血不得疏徹，故不易霍然，即愈必則復痛吐瀉，此風氣藏於肝原

必傷脾胃也芒硝須九重證而除枳殼炷性古方白蒺藜丸曾用之得效今仿其意擬丸方於左

刺蒺藜　青防風　炒丹皮　赤芍　黑穭豆衣

大生地　地膚子　淨蟬衣　炒銀花　炒黑歸身

南薄荷　黑桃仁　軟白薇　滁菊花

右藥共為細末用嫩桑枝煎汁泛丸如梧桐子大每服三錢嫩桑鈎送下　芒硝或於到便到時舉發必當加入益母草或茺蔚子亦可

徐右

向質陰虛木燥今年春夏木火偏勝因致眩暈耳鳴乃風陽浮越巡來巡巡來（日作）注鳴暈並密溶而少寐顯見肝火升動之象觀見舍不及味則巡巡之不旨日乎則感可知以致難治以肺胃中素多痰濕脾土宽久已受困今為木火所蒸灼上逆而為咳嗽氣促其面色浮晦指甚微腫是脾土之清氣不升肺胃之痰濁不降此時若與滋膩養陰則助其痰濁若進溫燥除痰又恐助肝火況舌質光滑少津若剝而浮胃氣既為痰濁所蒙胃液又為肝火所爍後天生氣亦漸被戕伐矣頃診脉象虛數左關弦浮其為陰虛肝旺甚於用於用潛熄肝陽清化肺

胃之法冀其胃陰與中氣漸振方可着手

東白芍　炒甘草　滁菊花　軟白薇　煅牡蠣

北沙參　生於朮　霍石斛　白茯苓　川百合

川貝母　鹽半夏　淮山藥　鮮竹茹　磁硃丸

總在肝胃不和之病久則胃氣空虛濁阻納谷脹悶作嘔氣逆不得下降大便堅少漸有膈症之象兼以肝氣竄亂擾入絡腰腹攣痛氣病及血癸水不通論治之法當以通降胃氣為主而柔營泄肝亦須兼顧及之

鹽水炒淡乾姜　醋炒製半夏　沁炒川楝子肉
淡吳萸炒川連　川桂枝　生枳實　土炒東白芍
雲茯苓　醋炒延胡索　醋炒小青皮　烏梅肉炭
栝蔞仁　旋覆花　紫丹參　姜汁炒鮮竹二青

再診　脾虛木侮則脹滿胃虛木乘則痛嘔理固然也邇來但穀痛悶欲嘔不得大便經旬日不更衣緣胸膈氣窒胃氣肝木訪衝激夫古順降之常因之瘀濁阻中陽痞塞久延不愈勢成膈症前方用苦辛溫降似屬偏燥茲擬以泄木清胃為法冀其升降氣行則中上

得以疏暢矣

吳萸汁炒川連　姜汁炒枯姜炭　塩水炒廣橘紅

炒黨參　麩炒枳　醋炒小青皮　醋炒製半夏

土炒東白芍　醋煅瓦楞子殼　雲茯苓　姜竹茹

川石斛　生枳實　檳榔米　陳香元皮　廣鬱金

三診　大便通降胃氣得以下行故納穀漸增脈象左弦右弦複中攣痛脇脹耳鳴癸水愆期此皆肝氣不和氣病則營虛而化風生火一切肝木之病相引而起治當疏肝暢營為主佐以熄風安胃之品

醋煅瓦楞子三錢　鹽炒川楝子一錢　東白芍　炒丹皮

歸身炭　紫丹參　醋炒延胡索　醋炒小青皮

刺蒺藜　橘絡核　藕節花炭　西砂仁　台烏藥

鹽水炙　杜仲炭

修右　向患風陽擾越時作眩暈逆來肢麻較重瘛掣作痛情偏重於右半邊以嘈雜噯逆木火擾及肺胃前人論風病每以右半屬痰今觀脈質近年特豐腴其屬氣弱痰壅蓋其義於以肉風易動之體液被痰火以助其勢忽有仆中之虞急與熄肝

化痰疏氣和胃庶不失曲突徙薪之意云爾

潞黨參 東白芍 炒當歸 粉丹皮 刺蒺藜

旋覆花 鮮首烏 製姜蚕 滁菊花 廣橘絡

扁金斛 硃茯神 廣鬱金 川貝母 竹二青

鹽水炒左牡蠣 酒炒大生地 鹽水炒淮牛膝

川連煎汁拌炒淨棗仁 醋煅靈磁石 甘枸杞

甘草湯製遠志肉 黑全沉 黑梔仁 軟白薇

右藥煎濃汁濾清去渣再加竹瀝一支姜汁冲入文火

慢收成膏烊入陳阿膠三兩煉密白蜜十兩每晨開水沖服

葉左　病由肝木傷胃痛嘔兼作延久胃受戕賊陽氣不克運化痰涎則壅阻納穀式微木火爲涎痰所遏時而上越脈象弦長左部較硬刻下痛嘔皆減而納穀日少常吐清水此乃胃陽困頓不能與肝木相爭中氣未鬯涎痰甚而泄之然當溫胃化痰疏泄肝木仿前賢黃氏法

鹽水炒淡乾姜　鹽水炒車前子　生枳實　炙黑艸

野於朮　雲茯苓　新会皮　姜汁炒白蔻仁

姜半夏　東白芍　川桂枝　炒黑丹皮　姜竹茹

周左肝木犯胃則痛嘔犯脾則脹滿是痛後脹由府傳藏病後脉象右手弦甚左手較與舌質與唇色偏紅舒以木旺土虚之辨後挾濕飄內伏中氣不克输化温燥之劑殆與体質不合姑擬疏中泄木益合小温中法

炒白芍　姜枳實　醋青皮　雲茯苓　棟砂仁
製半夏　木蝴蝶　沉水香　紫蘇梗　廣陳皮
雞內金　黑山梔　白蒺藜　生麯六神曲

另服小温中丸叁錢廣皮湯送下

夏

暑濕蘊於中焦，先患吐瀉，繼爲滯痢，六七日來，上脘阻窒，脹痛噯噫，不能谷飲，脉形右手沉濡，如至左關略浮，舌紅苔黃，此必濕熱之邪挾濕濁阻閉上脘，致肺胃之氣均不通降，形同噤口，而與濕熱閉結之噤，只可以辛開苦降，以畧有不同。際此邪遏氣閉，病情甚屬棘手，姑與漢彦大兄同議，芳香宣濁，苦辛泄邪之，俾得轉機再商。

廣藿梗　白蔻仁　生枳殼　廣鬱金　小青實

老蘇梗　鮮橘葉　鹽半夏　大豆卷　白茯苓

姜汁炒栝蔞仁實　淡乾姜炒川連　乾石菖蒲根

軟白蔹　玉樞丹　姜汁炒竹茹

錢右脾土先虛濕邪留滯水穀之液不能化為營血乘奇脈空虛下注而為白帶連綿每發於經期之前蓋因衝任氣動則帶脈亦因之下陷也刻診右關脈弦中氣不旺左脈軟弱右尺數大舌質偏絳營血不足虛火易動之際擬養肝腎統攝奇經是為正治惟此證又當培脾利濕兼固帶脈或與病有機有裨

淡黨參　野於朮　雲茯苓　炙黑艸　東白芍

大生地　炒歸身　炒山藥　枸杞子　川續斷

煨木香　益智仁　鈞唐肉　制首烏　女貞子
鹽水炒菟絲子　鹽水炒煅左牡蠣　鹽水炒沙苑子
鹽水炒陽春砂仁　鹽水炙黑川黃柏　炒粉丹皮
右藥煎汁熬收烊入陳阿膠三兩和蜜十兩收膏每晨
空心陳安湯冲服兩許
另以威喜丸三兩封髓丹五兩相和每服二錢開水送下

徐右　向患淋帶有年今春劇發淋覺少腹脹滿刺痛痰墜大解不
爽小水淋帶所下常濁穢色粘厚如膿推其病源竟因肝氣鬱結

營血瘀阻更因脾運不壯致液濁留流陷瘀液内壅下注於奇經薰
蘊而為穢濁此帶下之說由來也刻下病久必傷不特肝營就損脾
即脾土亦形困憊面跗腫浮虛風上烘脉象細弱無神舌光紅而碎
肝脾兩臟損象已深而二便窒滯奇經中之瘀濁一時不克滌洗調
治之法虛實兩面均難偏頗殊屬棘手姑擬培補肝脾舒氣養營
仍兼疏通瘀阻之意俾得氣營兩暢方可專意培補以收全功耳

炒當歸　真於朮　春砂仁　東白芍　炒丹安
常安參　川斷肉　車前子　廣木香　茜根炭

紅花煎汁拌炒淮牛膝　鹽水煅左牡蠣　酒炒白芍米仁

另用真西琥珀四分乳香三分共爲細末作丸吞服

孫左　向患足膝痿弱今因時感之後脈象偏數左部較硬因熱不化而考內經痿論始因肺熱葉焦繼由胃陰枯乏不能束筋骨利機關總歸內熱陰傷所致但熱不除則陰不復而痿病亦無由而愈者擬議潤陰液滋補肺胃

西洋參　南沙參　肥玉竹　大麥冬　炒丹皮

大生地　淡天冬　生於朮　川石斛　川百合

東白芍　軟白薇　春砂仁　桑白皮　絲瓜絡
鹽水炒廣陳皮　酒炒白蒺藜　鹽水炒黑淮牛膝
右藥煎汁濾清去渣加入陳阿膠二兩白蜜三兩收膏
　每晨開服水冲服兩許

楊左　病久傷陰兼以便血過多左脉虛軟其營血之虧所不待言故
每值煩勞動氣則氣墜愈甚飲食失節亦然之是不特脾氣疲損
並少陽生發之氣亦形虛陷矣擬方培補肝脾為主佐以養陰
攝營俾得陰營陰液漸復可許諸恙漸漸脫体

西洋參　野於朮　炒歸身　雲茯苓　炙綿芪
東白芍　大生地　炙黑艸　廣陳皮　炒山藥
銀柴胡　煅牡蠣　春砂仁　粉丹皮　炒粳米
煨木香　淨棗仁
右藥濾清去渣文火熬收烊入蒲黃炒阿
膠三兩冰糖十二兩收膏清晨開水沖服

曹左　欬逆音破金碎先傷近吐瘀紫痰濁阻絡夜痛脈象浮數
細數左手弦大舌底色絳氣息短促此乃邪熱留於營分與肺

經謂溫〻痰濁升結熏蒸津液被其消爍化為膿濁症情與肺癰相似而圖治不同刻下陰液已傷而痰熱未淨當先清養肺陰疏泄痰熱

南沙參　冬瓜仁　白菜　粉丹皮　杏桃仁

鮮生地　蛤黛散　桑白皮　川貝母　忍冬藤

枯黃芩　細生地　嫩蘆根　枇杷叶　新絳屑

李左　肝氣上逆肺氣不降胃氣被其持激夫火迫降〻常噯噦不已咽穀哽噎脈形滑而神不爽前醫謂瘀氣相持信然但治痰

必先理氣機與通降肺胃佐以疏肝化痰

旋覆花　姜半夏　栝蔞實　乾薤白　川貝母

廣鬱金　廣橘絡　杜前胡　川百合　竹二青

枇杷葉　生枳殼　川楝子

另用　桂丁子　白蔻仁各三分研細沖服

張

先欬黃痰痰濁壅於肺胃為木火所灼蘊爍日久金藏受傷肺肝損及胃苔色光紅飲食少仍咳與上損及中之要異而左關脉弦數肝火仍未清泄誠治頗為棘手姑與肅肺養胃清泄木火

北沙參　川百合　黑桃仁　蛤黛散　炒粉丹皮
鮮石斛　白蘇子　川貝母　粉前胡　小麥冬肉
東白芍　桑皮　竹茹　枇杷葉　刺蒺藜

嚴　素由痰濁蘊於肺胃，復感燥氣，氣邪直蘊於內，肺金被爍，欬逆不已。痰濕帶留，自夏徂秋，濁氣仍未清泄，脈象軟數帶弦，與虛氣致損不同。但舌色淡絳，無苔，間有腐點，胃中津液被涸，仍有[illegible]氣口直。凡胃陰傷，不用藥（最佳）得效，若於清養胃陰，潤降肺金，兼佐清泄肺氣，疏化濕痰之意，總以胃陰得復為第一要義。

生洋參 南沙參 冬瓜仁 白薏米 馬兜鈴
鮮石斛 忍冬藤 川百合 川貝母 炒丹皮
枇杷葉 合歡皮 絲瓜絡 青蘆發 紫蛤殼

鄧

前進溫化法嘔吐稍減而涎沫之上泛者仍多胃中痰飲淤聚不得通降則上逆而為反胃證難治者肝脈不平從左隱痛每當勞發即有噯氣上出蓋必痰癖阻窒鬱久化熱有口糜之患治之之法溫則助熱涼則助飲頗難着手姑與疏濁和胃宣通其壅

鹽半夏 雲茯苓 紫丹參 白杏仁 絳帋包旋覆花

廣橘紅　大桃仁　炒丹皮　忍冬籐　姜汁炒白术

栙香片　竹茹　廣橘白　廣鬱金　乳香末拌炒當歸須

俞

年老暴厥，痰氣内壅，風陽上越，舌蹇不語，痰鳴氣逆，病因肝腎先傷，致風痰乘虛蒙閉，但風痰為標，正虛為本，開手撒，虛象全露，恐即有厥脱之虞，姑擬固本熄風化痰，通似標本兼治，以冀萬一之倖。

吉林參　製附子　東白芍　煨牡蠣　刺蒺藜

陳膽星　淮牛膝　製姜蚕　川貝母　石決明

女貞子　製首烏　鮮菖蒲　荆竹瀝　西洋參

徐左　厥火乘風，陽之逆上，蒙靈竅、而注筋絡，神明形體均覺廢而不用，右脉弦滑而硬，欲止不勻，舌蹇語蹇，經絡之氣為痰涎阻閉，茲乃類中門中痰之症，但病勢未戢，神情呆鈍，治之不易，惟冀旦夕可圖，姑擬清泄痰火之疏筋絡以後治府藏

羚羊角　西洋參　桂枝尖　陳膽星　乾石菖蒲根

當歸鬚　廣橘絡　東白芍　炒丹皮　鹽水炒川連

荆竹瀝　黑山梔　刺蒺藜　遠志肉　明礬炒鬱金

頤左痛係瘦飲因聚胃氣不得舒降木氣為源土於背漲亦化風生火
其嘔吐瘦涎大便溏閉不時氣逆則痛證痛概由乎此左脈弦細而右
寸關浮弦而數是肝胃之氣為木火所衝激不時上逆而為嘔抑止掣
及筋絡兼以陰虛之質木火益逞炎威故有口渴目飢之症溫中藥飲
自然之治但與陰虛肝飢只恐有劫陰之弊擬仿西昌喻氏潤格治
例肝胃兩調之宜飢且用異其通降為主

鹽水炒淡乾姜　吳萸汁炒細川連　姜汁炒黑桃仁
西洋參　姜半夏　東白芍　川桂枝　生枳實

泌炒川楝子肉　醋炒煅瓦楞子殼　姜汁炒栝蔞皮仁

雲茯苓　炒蘇子　竹二青　煅牡蠣

吳

診脈虛細而數，向晚內熱盜汗，此陰氣先虛，微邪內戀，頂側核脹，木火挾痰凝滯上竄於絡。夫凡木火之不熄，由於陰氣之不充，前賢謂棒手陽常有餘，陰常不足，其實非陽之有餘，乃陰氣稱弱不足以配陽，故特見為有餘也。錢公須陽光之主，以六味主治，其意正為此耳。但此證適有微邪，當先與養陰，滌邪疏化陰分之熱，俟熱退後，遵用古法治之。

太子參　細青蒿　軟白薇　粉丹皮　炒小生地

黑山梔　左牡蠣　象貝母　赤白芍　嫩鉤藤

地骨皮　夏枯草　淡黃芩　生甘草　白杏仁

任左　貴質偏於氣弱多痰而痰之多由於脾藏濕甚因伏致胃氣不克消輸津液盡聚而爲痰與尋常濕痰之可用温燥以其凉不同其氣道爲痰濁所窒則肺不能降腎不能吸舉動則息促有音亦與尋常化氣之藥不合擬方以清泄中焦爲主佐以培元肅肺法

炒黨參　淡黃芩　製半夏　生甘草　白茯苓

新会皮　旋覆花　金石斛　姜竹茹　炒蘇子

野於朮　细川連　鹽水炒瓦楞子殼

另以吉林參同化橘紅煎服

下右癸期遲而淋瀝不斷少腹氣滯奇經之氣不得疏暢也而脘後少細於
暈偏痛則升降因而升陽上越矣小便墜痛而澀兼有血其病在
氣淋血淋之間腰痠帶下又屬脾虛溷陷奇經之不能固攝致細
穀作脹肝脾不和脉象虛細弦緊氣虛而營血虛而痳病情虛實
紛錯調治殊難着手姑與氣血兩調佐以上熄風陽下疏痳源冀
其漸得鬆機

當歸須　製香附　川斷肉　紫丹參　台烏藥
潼沙苑　東白芍　西砂仁　馬料豆　石決明
杭菊炭　白茶　鉅香圓　炒杞朮　穭豆衣
鹽水炒厚杜仲　鹽水炒菟絲子　陳香元安

蠱　病情展轉補瀉襍進延今一載有餘近日足之痿已浮嘔惡悶痛每服辛熱之物遂增煩燥氣迫甚則呼痛欲絕細究病源皆因瘀阻氣窒致陰陽兩氣否隔不和各致其偏之極復挾痰氣蒙冒升逆故病狀反幻若此正氣乖乱用藥頗難姑擬交濟法佐以疏通瘀氣

鹽水炒黑長牛膝　酒炒川楝子肉　鮮石菖蒲根
旋覆花　鹽半夏　廣陳皮　辰砂拌茯苓神
醋煅瓦楞子殼　真黃精　紫石英　廣鬱金
陳膽星　醋炒延胡索　象貝母　姜汁拌炒竹茹
川連先用鹽水炒再以油桂心一分煎汁拌收炒黑
用陰陽水各半煎服

王右　欬嗽起於去冬原因外邪來襲自春徂夏木火鬱蒸漸至經停脈
數口熱音破肺出爲瘵瘵此蒸灼肝肺兩陰俱損而瘵瘵之諸於

上昃仍未清泄舌苔薄黃兼有昃積內蘊前方宜以虛邪戀諫治法
又姑與養陰清肺兼疏濁積

南沙參　生地炭　炒丹皮　軟白薇　紫菀肉
栝蔞皮　白杏仁　苡米仁　廣鬱金　廣橘絡
鷄內金　生蛤殼　川石斛　大豆卷　枇杷葉　炙枳實

龔

時邪之後中氣虛陷濁濁尚戀實種之力得氣下陷也腰俞
痠痛腰至夜則痛劇甚因督氣虛弱濁邪乘而注之腰則督脈
陽之脈氣尚着不運故痛甚也而足跟作痛三陰經氣亦虛刻下

間有寒熱中焦餘邪未清消補之藥尚宜緩進

大豆卷　生於朮　廣橘紅　西砂仁　金毛脊
炒當歸　製半夏　白茯苓　香青蒿　淡子芩
細桂枝　炒穀芽　建澤瀉　生姜皮　白杏仁

章　病邪當忽入絡左脇結痛時或攢及上脘則氣逆胸窒納穀不得舒暢時有寒熱近似瘧狀蓋緣寒邪居肝脾之絡上而窒及肺胃之氣下則耗及肝腎之陰恐其藏氣由窒漸成腹滿之候脉象虛細帶弦寐則盜汗足底掣痛三陰經氣告乏擬方先開疏

仍泄邪宣通氣結之法

桂枝尖　東白芍　生鱉甲　左牡蠣　粉丹皮

醋炒延胡　醋炒青皮　川楝子　嫩青蒿　白薇須

旋覆花　紫丹參　當歸尾　炙雞金　廣木香

再診　瘧邪留戀於陰，仍脇痞脹悶，晚熱如瘧，脉來細數而弦，陰虛脾弱，邪机交結，舌色偏紅，少苔，陰傷熱戀，正氣已虛，而圖治之法，用藥殊屬礙手。溫燥則恐其傷陰，滋補又虞其滯氣，祇宜前法中參入養陰扶正泄邪之意，俾得邪機外達，方有把握。

此方未見

唐右 赤白痢已近三候，積滯行而未暢，熱勢亦仍流留戀，昨忽小產，亦脈陡覺空虛，依然稠黏悶滯，時形吊墜，上焦邪熱留而不宣，下部瘀血尚待導注，防有熱陷心包，神昏致痙等變，姑擬一方，覘其動靜。

姜汁同打鮮生地　小茴香拌炒粉歸身　紫丹參

南查炭　淡吳茱炒赤白芍　姜汁炒竹二青

製香附　桃杏仁　炒延胡　益母草煎湯代水

鹽半夏　荊芥炭　澤蘭叶　浚泌苓　廣鬱金

劉右　瘀血通行，營絡之氣得以疏化，惟脉象尚弦，營中餘熱未清，況瘀去營虛，易生內熱，熱蒸之脉數，因熱兼有虛實，而屬疏通瘀血，尚兼扶正之意，清養營血，宜防澀滯之弊，擬方用四物加味

大生地　炒當歸　東白芍　川芎炭　炒丹皮

紅花煎汁拌炒淮牛膝炭　大桃仁　川廣鬱金

紫丹參　軟白薇　桂枝片　鹽水炒厚杜仲

細青葱　益母草煎湯代水　竹二青

華右素體營血不充不能涵養肝木木燥則化風生火上逆不靜兼以氣分鬱阻木失條達之性橫剋胃土故腹痛攻撐少納易脹泄氣血氣特兩虛而又兩實並疏之則慮其剋消補之又恐其壅阻茲擬膏方養血柔肝暢氣和胃兩層兼顧或不至有偏勝之虞

潞黨參　真於朮　大生地　西砂仁　煨木香
炒黑全當歸　土炒東白芍　製香附　紫丹參
滁菊花　醋煅石決明　醋炒小青皮　炒丹皮
炒黑淨棗仁　廣橘白　鮮竹二青　川石斛

酒炒川斷肉　生炙甘草　鹽水炒廣陳皮　鎊沉香
旋覆花　製首烏　黑穭豆衣　青鹽半夏
右藥熬汁收烊入清阿膠一兩另加冰糖收膏

徐
瘕核數年有漸長增高之勢此症起由木火升竄積瘕隨之而結
於似模之間日漸增積如沙石磧猛急以藥力攻伐最難得效脉象弦
結實正氣不充宜以養正清木之劑調其赤下滌佐以消瘕伐堅之
法緩圖取效倘用猛峻攻消非所宜也
北沙參　粉丹皮　黑山梔　左牡蠣　海藻

大白芍　廣橘紅　廣鬱金　竹二青　昆布

鹽半夏　夏枯草　刺蒺藜　生洋參　射干

俞右　驚氣悸入心痰涎因結於木鬱而化火移熱於腎始則悸忡畏動繼則如狂如癲今則神志糊惑吐沫不已腎氣上泛廉泉不收清心抑熄肝攝腎化痰是其治也

白石英　煅磁石　煅礞石　生牡蠣　鹽炒川連

鹽半夏　生甘草　辰茯神　廣陳皮　遠志肉炭

煅龍齒　天竺黄　連翹心　煅石決　炒淨棗仁

另以雄黄〤 明礬〤 飛金十 硃砂〤 為丸 鈎鈎湯送下

趙左 壯熱初汗淋漓時有譫語熱甚於陽明之証而還經不散舌黄苔花

絳伏温温邪尚有未從外達此每屢次下泄熱不為減其邪之重可

知右脉弦硬指急熱邪在氣分重灼姑擬辛涼泄熱佐以涼膈透

邪俾得從泄轉机庶無變端

淡豆豉 黑山梔 玉泉散 炒銀花 涼膈散

鮮生地 京元參 肥知母 大麦冬 陳枳實

辰茯神 石菖蒲 白杏仁 鮮芦根 淡竹葉

蘇右　診由虛邪內陷空〻虛連綿便停盜汗頃診脉象軟細而數右部常弦綺右痛日作右其位若黃泄滲少仍指浮捶〻見端因邪陷而傷陰由陰耗而營損殆於憲此刻已損及中焦未便多進滋補用藥殊難為力耳

炒當歸　生地炭　野於朮　青蒿子　軟白薇須
丹皮炭　焙青皮　紫蘇　生鱉甲　陽春砂仁
焦谷芽　乾荷葉　廣木香　吳茱萸汁拌炒東白芍

言左腹結如癥小溲不暢似屬疝氣為病但脉象左關不和右手按之弦

甚而硬胃便吐痢便黑往勢減而仍增當舒氣以舒氣聚則血瘀於
復挾木邪乘土脾傷液壅與痺痛液凝比不同治宜藏氣以宣通必
其行動有權耳

醋炒延胡索　當歸須　廣陳皮　醋炒小青皮
川通草　連皮茯苓　桃杏仁　姜汁炒小枳實
酒炒東白芍　炒枳朮　澤蘭葉　姜汁炒黑梔仁
陽春砂仁　生枳殼　另以小溫中丸三錢開水送下
西珀屑三分　錦紋大黃八分同紅花酒製為丸廣陳皮湯過下

張右浮腫稍減而四肢麻痿不仁陰分熱而陽分空空脉象軟濡風氣痰虛

虛而流注四末較之尋常風痰尤至又調治於方用清營透絡泄風之法

然必耐心久服方能有效

細桂枝　炒赤芍　粉丹皮　川獨活　夜交藤

全當歸　五茄皮　羚羊片　廣橘絡　細生地

炒牛膝　左秦艽　絲瓜絡　嫩桑枝　白蒺藜

以嫩桑枝生甘草煎湯日洗四肢一次

湯左嘔血兩次血絡空虛因而左臥右半身牽強不舒即血絡痹阻之証

但因熱重上熏肺金受灼欬逆息促將成上損之候故金匱血痹
虛勞列為一門即此意也姑與暢營清陰保肺兩法並治
炒歸尾　桃仁泥　大生地　軟白薇　酒炒赤芍
川百合　炒丹皮　紫蛤殼　紫丹參　茜草根炭
北沙參　參三七　枇杷葉　炙紫菀　真陳阿膠

平左　咯血屢發向患慢欬多年肺胃不能清降近因暑熱爍金營
陰不守血色鮮厚醬且引動肝腎脈象弦數而硬的係陽氣不藏
陰血外溢在咯血為重症擬方以熄潛熄為主佐以清降

西洋參　大生地　淡天冬　鮮生地　鮮南沙參
元武版　左牡蠣　淮牛膝　軟白薇　粉丹皮
鮮藕汁　當歸須　秋石斛　炒白芍　潼沙苑子

江左　肝升太過肺降不及脇暈麻痛欬喘脘脹肝與肺胃之病屢迭錯出而成勞偏於右脘不持胃氣不舒兼有痰濁阻仿氏法疏木泄濁肅降肺胃

川桂枝　刺蒺利　旋覆花　石決明　土炒大白芍
炒當歸　廣陳皮　粉丹皮　川貝母　製馬料豆

陳木瓜　姜竹茹　香元皮　鹽水炙　連皮茯苓

許左　淋痛稍減而小溲澄如沙氣陷不爽溺熱痛處下注腎氣不能收攝脈象左尺不靜病重於午後更兼口乾真陰之氣亦虛矣擬方以固攝腎氣於養陰兼清之意未可專恃通利也

細生地　鹽水炒潼沙苑　白茯苓　炒黃淮山藥

鹽水炒川黃柏　鹽水炒兔絲子　西砂仁　生於朮

海金砂　北沙參　綿黃芪　左牡蠣　乾荷葉蒂

川石斛　建連[illegible]子

另以威喜丸三才封髓丹各壹兩相和每服三錢開水送下

章右 崩漏之後轉爲膚腫四肢腫乳脹及脾肺之分氣升息促不得平卧此血病而及於氣下病而及於上在病機中爲最重之候弗值天氣炎暑經來如黃水脾土漸壞壞先與清補

生於术 茯苓皮 桑白皮 大腹皮 白蔻仁

炒當歸 象貝母 紫丹參 白蒺藜 廣鬱金

枇杷葉 炒山藥 冬瓜皮 川方通 括蔞皮

陳右 經治後少腹痛勢略減而癸水不通營氣仍窒少腹堤墜花

此症每有瘀血內阻而內熱甘細脈皆色浮血之來源今少者與消耗更傷正氣治當參用增水行舟之法於養營中復入和瘀暢氣之法乃為穩便

炮姜炭煎汁拌炒大生地　小茴香煎汁拌炒全當歸　西砂仁

蒲黃粉　吳茱萸煎汁拌炒淮牛膝　桂心煎汁拌炒川斷肉

醋炒延胡索　製香附　紫丹參　酒炒五靈脂

廣木香　杜降香　酒炒東白芍　炒橘核

龔

欬引左脇作痛痰色瘀紫氣息腥穢瘀阻肝肺之絡為最甚

此熏蒸化津液為臭腐脉象軟數舌色乾紅藏陰已傷而燥

熱未化仿口瘡初潰例用葦莖湯加味

鮮沙參　白苡米　冬瓜仁　大桃仁　栝蔞皮

當歸須　桑白皮　連翹殼　丹皮炭　忍冬藤

青蘆管　枇杷葉　軟白薇　川貝母　川石斛

鮮藕煎湯代水

方左　久患癘風皮膚紫瘰流血筋節麻木復增頭眩心悸目昏

掣風毒之留在營分以不得外走經絡抑且內攻藏府病勢深重

然亦旦夕非能取效姑與涼營養血疏泄風毒

細生地　赤白芍　粉丹皮　左秦艽　製姜蚕

羚羊角　刺蒺藜　嫩桑枝　夜交藤　忍冬藤

油松節　地膚子　生甘草　五加皮　東白芍

黃左　久患淋濁腎陰必傷陰虛生熱上爍肺金則乾咳作矣脈來細數左手帶弦兼見盜汗夢遺悉屬陰傷之證治當以養陰爲主以肅肺化熱

大生地　炒淮藥　炒丹皮　雲茯神　大白芍

北沙参　軟白薇　麦冬肉　春砂仁　建蓮子炒黄

塩水炒建澤瀉　塩水炒川黄柏　生炒左牡蠣

真阿膠　竹二青　光枇杷葉

魯左　便血如綠而出，本屬腸風，但今大便溏，治不與古若黄潤悔學

脘悶不饑，內熱神倦，無勞乃濕積之邪，留戀中焦，氣機不能疏踈暢

情興滯澗相害，當從氣分疏化，佐以和營清風

川黄柏　茅术炭　廣陳皮　春砂仁　川中朴

煨木香　連炎苓　枳殼實　晚蚕沙　焦黄肉

歸身炭　炒丹皮　黑防風　槐米炭　炙鷄内金

另以鮮藕乾荷葉煎湯代水

陶右　脘痛當心甚則彼支厥嘔吐清水不得安穀大便艱澀始因肝氣不抑久而氣滯交阻脉象弦細而虛舌色偏紅木火内燃胃陰被涸久延不愈勞傷潤和重候姑與熄肝養胃疏暢氣滯但須陶情志非徒藥餌可瘳務必開懷抱怡悅調攝庶克獲效

玫瑰花　廣鬱金　當歸須　唐桃仁　紫丹參

代赭石　紫菀肉　東白芍　鮮荷叶　竹竹青

吳茱汁炒川連　醋炒瓜蔞子殼　烏梅肉炭

佩蘭葉　炙乳香　鮮首烏　火麻仁　生白蜜

曹右　天癸已停一載，而無塊痛之症，脉來細弱，左手微弦，胃納減少，形神日削，兼作往來寒熱，良諒係先天營氣衰弱，加以肝木失調，氣機阻窒，而血液亦因之不暢，治法與其滋陰以頭見，不如先擬暢肝和脾，俾納穀漸旺，方可通調營分。

土炒杭白芍　土炒歸身　生於朮　大麥冬

潞黨參　炒丹皮　醋炒製半夏　炒黑淨棗仁

鹽炒小青皮　炒香杭米　炒香谷麦芽　西砂仁
製香附　廣木香　雞內金　紫丹參　雲茯神

再診　經停日久而無瘀阻見証其係營虛血少無於細究病源總
因肝胃不和不能化穀遂似病不在血而在氣當與養血中兼調肝
胃但病關情志須暢調攝方能奏效

炒歸身　炒白芍　野薔薇　鹽青皮　廣木香
茯苓神　黑棗仁　遠志肉　左金丸　麥冬肉
潞黨參　穀麦芽　製半夏　生枳實　黑全沉香　炒粉丹皮

潘左 日瀉頻劇已延兩候脈象軟細而虛胃不納谷已虧氣被困而嗜卧腹痛不減舌苔黃濁而脘次蘊之涎濁仍覺留滯不化氣弱邪留調治最難快手姑與調氣疏邪俾得踈達爲佳

大豆卷 炒枳殼 查肉炭 白蔻仁 西砂仁
煨木香 赤茯苓 炒芡實 台烏藥 川草果
海南子 沉香曲 焦六曲 陳粳米[illegible] 鮮藕節

葛 瘧邪陷入營分形寒口乾脈數盜汗前患咳嗽多減而尚有微嗆病歷一載營陰虛損已甚尚有留邪尚戀調治頗難着手更兼

連歲來屢遇苦過辛之品似宜忌用前人謂養陰即以泄熱乃邪少虛多之治亦仿此意立方以覘其驗否

炒生地　歸身炭　軟白薇　炒丹皮　左牡蠣

細石菖　生鱉甲　炒白芍　紫菀肉　川百合

南沙參　淡黃芩　枇杷葉　扁石斛　茅根肉

顏右　素體營分相延患瘕疾又加脾胃痛複述經停一載而無懷胎見証想因營血漸少故致近日納穀後又作痛嘔中土為木氣所乘脾胃受戕先宜泄木和脾疏通氣分為則

全當歸　東白芍　製香附　廣陳皮　吳萸炒半夏
細桂枝　紫丹參　西砂仁　陳香元　吳萸炒小青皮
左金丸　雲茯苓　真於朮　姜竹茹　吳萸炒川楝子肉

謝左
病情如痺瘧，但輕重間作，每五三日而重，夙渴愈甚，蓋伏邪內出於骨髓，得新邪之搏擊而發，久延不已，陰液耗爍，其病邪之行度與三瘧相同，治法亦當仿此而變其味。

西洋參　細生地　細柴胡　玉泉散　粉丹皮
細青蒿　軟白薇　左牡蠣　新會皮　老姜衣

姜汁炒肥知母　鹽水炒淮牛膝炭　酒炒當歸身

京元參　川石斛　竹葉心

蔣　左向患瘰癧纍纍，偏虛延周，時邪來相擾，入脘腹，日作腹痛便溏，脈象左弦細，右虛弱，舌苔乾黃而膩，正虛邪戀，兼挾食滯，病機頗深，治先和解泄邪，俟新感稍鬆再商。

桂枝炒東白芍　酒炒淡子芩　軟白薇　炒小青皮

南楂炭　枳實炭　炒丹皮　廣陳皮　當歸須

生鱉甲　老姜皮　細青蒿　茅根肉　川石斛

蔣右　胸脘痛甚不能納谷，大便堅燥成粒，關格之狀已露其端，此證必有痰瘀阻於中，胸不全在無形之氣也。治擬疏氣降胃，化痰導瘀，冀其漸得鬆動之機。

吳萸汁拌炒細川連　姜汁炒栝蔞皮　鹽炒延胡索

酒炒川楝子肉　鹽焙瓜樓子殼　小枳實　法半夏

當歸尾　紫丹參　厚朴花　桂枝　薑竹茹

檳榔　桃仁泥　火麻仁　郁李仁　光杏仁

葉右　產後冒風，引動在裡伏邪，壯熱有汗不解，勢從瘀多，但因不追其少腹痛𤸎引及左胯乃瘀血阻於經絡與熱邪互相併結所致舌質乾板絳苔色灰潤脈神素急左部尤浮緊熱熾灼急須清化并於滋肺清營疏瘀化熱之以冀相與有成耳

鮮生地 生薑汁打爛再入生地汁和炒至微黑色 酒炒延胡索

炒丹皮 鮮南北沙參 炒歸尾 酒炒絲瓜絡

廣橘絡 長牛膝紅花六分泡湯拌炒 生打紫蛤殼

陳益母草 桑白皮 旋覆花 白薇次 枇杷葉

另具乳沒 川山甲 西琥珀 共爲細末作丸吞服

柳左 欬嗽痰紅由血脉素虧，陰虛損已甚，而胃納尚旺，大便溏泄，有上損及中之象。於養陰肅肺培土生金兩法兼用，但水火同令，肺金不勝熱之燔灼，是則可慮者耳。

北沙參 天麥冬 小生地 川貝母 軟白薇

川百合 東白芍 紫蛤殼 旱蓮草 淮山藥

枇杷葉 毛燕窩 紫菀 牡蠣粉炒陳阿膠

錢左 胸前板窒，吐血瘀紫，脉象兩關弦硬，而素肝火內動，以血沸溢胃中，痰濁亦蘊，熱上蒸，肝胃同病，肺金最易受戕，於方泄肝清胃

肅肺和胃之法

羚羊片 細生地 東白芍 歸須炭 知母實

旋覆花 川百合 茜根炭 廣鬱金 煅牡蠣

川石斛 白蔻米 枇杷葉 竹二青 軟白薇

脈右弦木乘中口腹痛作嘔新產奇脈不充衝脈之氣因之上逆遂致

胸脘撐脹上及於嗌脈來左關浮弦而發巔痛項強風木之災

當而上升治當泄木和胃兼平衝脈之氣

醋煅代赭石 旋覆花 醋炒製半夏 黑山梔

柴前胡 象貝母 杭白芍 鹽水炒黑長牛膝
醋炒小青皮 土炒東白芍 醋炒川鬱金 粉丹皮
木蝴蝶 姜汁炒川楝子肉 醋煅瓦楞子殼 生枳殼

吳 幼腹上筋青脈弦細而數脇左結痞痛因肝木鬱陷擾亂經絡
須鬱化風木鬱化火窒閉不達中陽抑遏不伸尚在髫年而
病挾情志調治頗非易易姑擬疏和中法
酒炒川楝子肉 醋炒延胡索 細桂枝 左金丸
醋炒小青皮 炙雞內金 土炒白芍 廣陳皮

茯苓皮　姜汁炒黑梔仁　生於术　細川連

另小溫中丸每服叁錢

再診　前進疏木洩泄後往減而復作脉形虛弦無力當中氣受傷脾土無自立之權故病勢旋平旋發擬從前法中參用培益中陽之品標本兼治俟善後之計庶幾可圖

炮黑乾姜　泥炒川楝子　鹽炒川鬱金　桑白皮

川桂枝　姜汁炒黑梔仁　土炒大白芍　竹二青

鹽炒小青皮　茯苓皮　方通草　陳香元皮

廣陳皮　野蔻殼　左金丸　廣木香

苑姐

肝氣不和竄及營血經則脘撐作痛漸至日飢欬嗽病延一載神倦音破此熱久傷倦陰由肝犯而並及肺胃勞有入損之慮治當和營暢氣清養肺胃

東白芍　炒歸身　炒丹皮　生蛤殼　鮮南沙參

青蒿子　軟白薇　醋延胡　川楝子　黑穭豆衣

霍石斛　沉香曲　竹二青　川百合　炙馬兜鈴

戴左

肝火為源慢性持化為口風腹震肢痙左半肢暈惡傷風

木震動之象而口常胡穢是爲淋濁由阻之徵治之之法滌穢之品似宜酌用仿溫膽法佐以清泄木火

鹽半夏　白茯苓　廣陳皮　刺蒺藜　炒丹皮

細川連　東白芍　左牡蠣　羚羊角　生枳實

黑山梔　佩蘭葉　生薏米　竹二青　軟白薇

章左　淋濁中雜相火不得疏越兩便均覺痛澁而小溲硬痛尤甚

脈象浮弦尖硬舌苔白穢欬嗽常黄濁後常血皆濁熱蒸之蘊

之象當疏泄濁火爲主取通則不痛之意

鮮生地　粉丹皮　黑山梔　童木通　酒炒川黃柏
海金砂　扁蓄草　當歸尾　西砂仁　酒炒牛膝梢
車前子　鹽半夏　淡竹葉　淡灯心　生甘草梢

蔣左　陰氣不充邪机易於留伏偶感濕邪與裡熱相合形寒灼熱
咳嗽氣促肺胃被其燔灼陰氣愈耗當與養陰泄熱清肺徹邪法

細生地　粉前胡　象貝母　炒丹皮　南北沙參
川石斛　淡黃芩　左牡蠣　黑荊芥　炙枇杷葉
細青蒿　嫩白薇　茅根肉　旋覆花

陳石 癸水逾期不通少腹塊痛病在奇經屢經攻伐肝脾兩傷脈形虛數因血少以致見帶頻之象此謂實病未已而虛證復起之也當與循經以通補奇脈

炒當歸　炒白芍　川續斷　杜紅花　製香附
醋延胡　桃仁泥　楂仁核　製白薇　蒲黃炒
五靈脂　川楝子　拌朱丹　紫丹參　吳萸汁炒牛膝

華石 奇經隸於肝以肝主血也經來少腹滯痛不甚不暢則營血窒滯週身筋脈攣掣以肝主筋也脈象虛弦以柔肝為主佐以溫通營血法

醋延胡 茺蔚子 炒白芍 川芎炭 廣橘紅
酒炒陳木瓜 桂枝汁拌炒絲瓜絡 芦芽汁拌炒牛膝
老烏藥 酒炒川斷肉 酒炒全當歸 醋炒細青蒿
鹽水炒厚杜仲 醋炒小青皮 鹿角炭 鮮荷炙竹篠
連殼胡桃肉

蔣右 先經停而後崩漏，腰脊痠疼，帶奇經不調，衝任不固，其眩暈，
此係肝胃不和，當固攝奇經，兼調肝胃。
歸身炭 生地炭 西砂仁 川斷肉 土炒大白芍

鹽水炒厚杜仲　酒炒小青皮　蒲黄粉拌炒阿膠
廣木香　酒炒川斷肉　枳殼炭　鹽水炒兔絲子
金毛狗脊　烏賊骨　鮮藕節煎湯代水

再診

崩漏之後，肝血必虛，其頭暈嘈雜，乃肝陽擾胃之病，脘悶以撐，木氣不和也，腰痠帶下，中虛氣陷也，治當調補肝脾，固攝奇經為主

生於朮　歸身炭　生白芍　石決明　大生地炭
炒谷芽　刺蒺藜　烏賊骨　川斷肉　甘州杞炭
龍眼肉　厚杜仲　春砂仁　兔絲子　炒粉丹皮

張右　手爲之淅風血兩衰風邪乘襲筋脈枯寒致指重痛牽掣不舒
左半爲甚脈象弦中帶數當風動血少有愈引愈深之勢恐防
歷節痛風治法以養血滋肝通筋熄風爲主

川桂枝　廣橘絡　刺蒺藜　石決明　酒炒全當歸
赤白芍　炒丹皮　宣木瓜　左秦艽　酒炒小生地
首烏藤　姜汁炒竹茹　酒炒嫩桑枝　絲瓜絡

施左　時邪之後餘熱留戀薰於肺絡熱遏纏綿兼作嘔逆肺病及
胃脈形虛數日熱瘦黃熱久爍陰則陰傷熱久傷氣則渴壅病

在虛實之間當先清肺胃佐以養陰

南沙參　旋覆花　桑白皮　白粳米　陳瓜蔞

冬瓜仁　嫩白薇　炒丹皮　川貝母　紫蛤殼

細生地　川百合　黑梔仁　竹二青

雲左脉候已久左脉細弦右脉虛耎而數右寸上損之象惟舌質偏紅向晚口乾咳有痰熱熏口熏致肺絡失其清肅擬方於肅肺中兼用清降之法所慮緒長發遠元陽為害而增劇耳

北沙參　小生地　紫蛤殼　白薇須　炒丹皮

雲茯苓　大麥冬　川百合　白苡米　竹二青

另以枇杷葉露、地骨皮露代水沖服

張左　失血之後，脈虛細浮，夜咳甚頻，從不能平臥，已屬上損之候。刻下胃納不佳，徒與滋補，有中氣虛餒之慮。用肅肺培中法，冀其中土漸旺，脈數漸退，方是可治之機。

北沙參　製於朮　小麥冬　川百合　紫蛤殼

旋覆花　當歸須　左牡蠣　廣橘絡　丹皮炭

生地炭　炙甘艸　淮山藥　枇杷葉　鮮藕節

服三剂後欬逆稍減去旋復花归須加白芍阿膠
胃仍稍旺加炒潞黨參三錢

周左　痰欬常作右脉虛數左脉按之弦大是陰虛有火腎氣不安之象但肌膚灼熱舌心苔黃兼挾伏邪內蒸當於滋腎止嗽中參以辛涼泄邪之意

旋復花　淡豆豉　丹皮　當归須　粉前胡
瓜蔞皮　黛蛤殼　大連翹　淡子芩　廣橘紅
枇杷葉　大杏仁　廣鬱金　川通草　鮮生地薄荷同打

姜右　健忘恍惚自覺心若有撼不能應事脈形小數而糊病歷一載眠食如常時復耳鳴頭眩顯係木火挾痰涎乘鬱悶之氣上蒙靈竅擬仿千金定志丸增入豁痰清肝之品以

西洋參　辰茯神　淨遠志　廣鬱金　白明礬
羚羊角　陳膽星　鮮菖蒲　紫蘇葉　飛黃丹
明天麻　白蒺藜　沉香片　天竺黃　荊竹瀝
滁菊花　合歡皮　生甘草　以連汁拌炒淨棗仁
右藥收膏每晨開水沖服

楊左服前湯咽喉赤痛漸減舌疊亦和此蘊之痰熱漸能清澈但右關
脉尚大不靜舌上多渴涎究係胃府中痰熱尚戀此謂火無熄而
器猶熱也擬用清甘涼清胃為主佐以化痰泄熱

鮮生地　製姜蚕　淡子芩　肥知母　鮮石斛
京元參　淨海石　粉丹皮　小麥冬　益元散
淡竹叶　黑梔仁　川貝母　鹽水拌炒廣橘紅

方右久瘧結痞汗泄兩傷肝傷灼筋（失）此卷攣腎傷灼液火下注足踝以下紅
腫不能著地三陰經氣俱虛邪机流注此非旦夕所能取效也

酒炒左秦艽　生於朮　生鱉甲　酒炒川懷牛膝
生甘草　酒炒粉丹皮　酒炒東白芍　土炒歸身
土炒淮山藥　酒炒黨參　細柴胡　酒炒白蔻仁
酒炒川黃柏　嫩桑枝　酒炒絲瓜絡　炙雞內金

王左　由瘧疾而為面浮腹脹後往啟乾吉厭瘧來時繞後嘔泄裡伏之邪未澈而復停食滯脾氣重傷積熱內蘊胃氣不運病恐延久致劇脹
與運脾和胃仿穀鼓法
製中朴　枳實炭　菔子炭　連皮苓　淡子芩

細青蒿 炒白芍 大腹皮 茯苓皮 川通草

鷄内金 焦六曲 竹二青 製半夏 黑山梔

孫右 腹右痛緊，卽屬肝氣内結，結之病不結，化火則爲寒熱，肝脾土受

剋，則爲脹悶，且寒熱常下，腰痛，此病脾營虛陷所致，剋下淪，治當先

疏肝和脾，俟撑脹稍鬆，再圖治本。

醋炒製香附 紫丹參 川鬱金 吳茱萸汁拌炒白芍

陽春砂仁 炒黑全當歸 潼刺蒺藜 醋炒小青皮

木蝴蝶 煨木香 鷄内金 兎絲子餅 醋炒川楝子

趙 右肝木不調左腹結痞久而營氣漸弱氣散火升為眩暈惕瞤嘈襍脘脹皆風木侮中之象最慮中氣日削漸成腹滿之候姑擬和木之熄風培中暢氣

黑歸身 炒白芍 煨木香 刺蒺藜 春砂仁

茯苓神 廣[illegible] 竹之茹 製首烏 煅決明

小麥冬 沉香片 吳萸汁炒川連 黑穭豆衣

青鹽半夏 炙黑草

許 右崩漏不止腹脹多色浮肝脾同病失藏統之職致血不歸經絡為痹

滯而升燥化風邁見於暈或迴或滿切唇嚙手指與統攝法

歸身炭　東白芍　茜艸炭　茯苓神　生於朮

烏鰂骨　丹皮炭　煨木香　紫丹參　荷葉炭

穭豆衣　石决明　西砂仁　元眼肉　雞内金

郭左　中氣不足濕疲易驚脈象左部弦數時有夢遺此木火為濕所阻不能疏越而陷注耳黃氏謂土濕水寒則木氣榮不榮脅陷

生火與此病機卻合即仿其法

潞黨參　野於朮　雲茯苓　廣木香　大白芍

淡乾姜 丹皮炭 廣陳皮 左牡蠣 建蓮子
鹽水炒川黄柏 鹽水炒春砂仁 鹽水煅瓦楞子殼
青鹽半夏 鹽水炒兔絲子

岳左 濕熱留戀營陰蘊蓄不化偶因感冒寒熱頻作多汗色黄疲倦乏力病邪藏伏深久營氣日餒不能外托致以病歷兩載漫無愈期擬方清泄營中邪熱

細青蒿 西茵陳 淡黄芩 赤茯苓 建澤瀉
炒丹皮 白薇須 廣鬱金 炒白芍 黑山梔

廣陳皮　川通草　姜汁炒苡米　生熟神曲

鄒左　濕痰阻滯經絡之氣窒而不通形体頗豐左半肢節麻痹無力頭運少納脉來浮弦滑痰中氣不化痰蘊風生病歷一載調治不易見效

細桂枝　生於术　刺蒺藜　白芥子　製半夏

煨天麻　滁菊花　首烏藤　石決明　廣陳皮

炒歸身　嫩鈎鈎　廣橘絡　絲瓜絡　炙甘草

另指迷茯苓丸每服三錢開水送下

嚴　左　經治後欬逆痰平口熱亦減惟脉象浮芤不靜痰色仍黄肺絡中溼熱阻結一時不克清化但肺為嬌臟痰熱論蒸臟陰被爍恐延怯證擬方清養肺陰為主佐以和絡化其痰熱

大生地　西洋參　冬瓜仁　紫蛤殼　馬兜鈴

南沙參　扁金斛　京元參　炒丹皮　枇杷葉

青蘆管　忍冬藤　白苡米　合歡皮　白薇須

蔡　左　夏間陡然失音當由痰有伏熱為外涼所束而然刻下音雖清亮而喉中不爽右脉數濇肺臟受傷失其清降之常致痰熱内

壅不能清化當與疏化潤降法

款冬花 淨紫菀 白前 川百合 馬兜鈴

苦桔梗 桑皮葉 川貝母 生甘草 紫蛤殼

小麥冬 枇杷葉 竹茹 冬瓜仁 青蘆管

胡左 先欬痛而後欬逆痰色膩紫白氣色浮脉象浮數而弦病屬溫邪伏於肺經血絡受灼纏綿日久瘀氣未清而營衛已傷際此火司令恐其增劇先與清營滌氣培養肺金

薄荷叶 金斛 鮮生地 粉丹皮 白杏仁 冬瓜仁

鮮沙參　大杏仁　赤茯苓　粉前胡　紫菀肉

紫蛤殼　枇杷叶　忍冬藤　嫩蘆根　茅根肉

洪右　風溫襲於陰分新定以來邪戀不解欬逆苦渴腰脇引痛暮熱後麻鼻流清涕熱蘊定來肺胃上逆治當清陰泄邪肅降肺胃

炒歸身　蘇子葉　粉前胡　紫菀肉　白前米

南沙參　旋覆花　廣橘絡　黑山梔　刺蒺藜

甘菊花　薄荷叶　牛膝炭　茅根肉　枇杷葉

龔左　熱來間日劇後有汗不解熱戀不清已兩日矣頃診脈象浮數

而弦舌膩微黄大解不暢中宫濕濁積滯挾氣邪而發脘悶嘔
惡邪由募原連及胃府當與芳香疏達兼佐清胃導滯之法

廣藿梗　海南子　白蔻仁　連皮苓　白杏仁
製川朴　生枳實　大豆卷　塊滑石　炒知母
全瓜蔞　廣陳皮　淡黄芩　佃東茅　鮮荷叶

朱左　發熱三日牙關緊閉呼之不應手足拘攣指掣直視舌苔白
膩脉象如喘大便不行小溲不利此邪伏於裡爲痰濁蒙遏不得外
達之象先宜芳香開竅宣通痰濁俾得外達可許無不測之変

廣藿梗　淡豆豉　廣鬱金　生枳實　白杏仁
連喬心　細川連　薄荷葉　淡黃芩　陳胆星
羚羊角　嫩前鉤　石菖蒲　姜竹茹　製半夏
　另玉樞丹磨汁沖服

彭左　發熱少汗伏邪發於表也口渴舌黃尖絳熱邪鬱於裡也指製痲發於暈邪在經也大便不行小溲不利中焦邪積未化氣機不暢也當先辛涼達邪疏化氣機
炒丹皮　白杏仁　炒枳實　赤茯苓　薄荷叶

細青蒿 滁菊花 瓜蔞皮 嫩鈎鈎 茅根肉
淡豆豉 黑山梔 飛滑石 以通草 軟白薇

薛左 風溫之邪戀於肺胃引動木火致肝絡之氣有升無降內熱氣升痰作鼻衄脉象浮細而數舌中苔溷見於陰虛之體殊非所宜姑擬和絡清肝泄降肺胃

南沙參 旋覆花 淡黄芩 炒丹皮 黑山梔
鮮石斛 紫蛤殼 桑皮葉 白苡米 杭菊花
茅根肉 枇杷葉 廣橘絡 粉前胡 冬瓜仁

朱 左 由瀉後痢，痢傳腎証也。久而不止，腎氣必傷，而垢中滞，後痛緣因兜澀太早，下焦邪積因戀不得疏泄。診脉細弱，元氣亦虛，但虛已虛而實，此仍實。圖治之法，不求便過為滋補，亦不可過於消導，惟有溫腎調氣中兼以疏泄之意

西洋參　野於朮　春砂仁　車前子　建澤瀉
煨木香　潼沙苑　生牡蠣　兔絲子　赤白芍
川黃柏　炒楂殼　南楂炭　乾荷葉　炒杞子　焦六曲

王 右 三瘧經久而止，陰氣必傷，近端因熱咳嗽吐紅，則損及於肺矣。脉

來虛虛形神兩瘁陰損熱灼宿邪留戀營為虛實相錯最
難調治爰於前方再為擴充
細生地　炒歸鬚　東白芍　左牡蠣　生鱉甲
小麥冬　鮮石斛　川百合　白燕菜　大杏仁
炒青皮　細青蒿　枇杷叶　茅根肉　炒丹皮

蘇

左　便血後兩目失光或作或否營中必有餘熱不足由乎虛也近
後耳聾耳流膿風熱上攻之象脈虛舌紅陰液久耗耗徵當養陰而兼清
泄之為治

細生地　川石斛　西洋參　黑山梔　黎馬料豆

晚蠶沙　刺蒺藜　滁菊花　夏枯草　黑穭豆衣

炒丹皮　粉萆薢　東白芍　南沙參　鮮竹二青

另服磁硃丸三錢，嫩鉤鉤湯送下

劉右　右半體經筋絡不舒，腋下痰核成串，膚黃內風痛起產後，營氣阻窒，營絡與中氣交病，當與養營和絡，緩緩通調

全當歸　川芎岕　絲瓜絡　刺蒺藜　生枳殼

桑寄生　左秦艽　川獨活　首烏藤　廣鬱金

姜半夏 象貝母 姜竹茹 大白芍 炒丹皮

河左膽火上升惱液被爍灼流渭滯而降分印由此暗傷四肢神倦

脈象少細木氣受病生生之氣不營也治當清木養陰

黑山梔 炒丹皮 夏枯草 廣陳皮 東白芍

雲茯苓 生甘草 左牡蠣 軟白薇 炒荊柴

刺蒺藜 竹茹 炒卒兎 以連汁拌炒黑棗仁

另藿香梗 生甘草 黑梔仁 共研細末用豬膽汁拌

丸青黛爲衣分十服空心開水送下

程右　少腹偏痛由下而上時作時止發則形寒苔白熱揆述起于產後想是寒氣集於下焦營分阻塞奇脈不和近復大滯痛病涉絡腑矣治之之法當以溫通營氣為主

川桂枝　炒白芍　紫丹參　廣木香　老信荀

炒丹皮　軟白薇　牛膝炭　醋青皮　醋延胡　淡吳萸

小茴香煎汁拌炒黑全當歸　胡桃肉　陳佛手

吳右　腹塊撐痛將及半載痛引經絡氣塞血阻凡瘕痛歷久化熱六腑壅而成膿脈象細發形寒因熱痛勢着于左旁仍淺前

意怫氣逆痹疏泄營絡取通則不痛之例

炒歸尾　醋炒延胡　製香附　桂枝尖　醋炒金鈴肉

粉丹皮　廣橘絡　宣紅花　[illegible]　紫蘇細梗

赤白芍　大桃仁　絲瓜絡　炙乳香　鮮竹二青

陳右　脘塊結痛上嘔則嘔止瘦涎下則便痹黑舌苔白膩中氣虛寒

白于朮　[illegible]大丸純用溫燥恐宜補泄須香橘手指兩相之

淡乾姜　林炒細川連　醋炒製半夏　土炒白芍

醋炒川[illegible]　酒炒川楝子肉　醋炒小青皮　桂枝

紫苏葉　姜汁炒黑梔仁　烏梅肉炭　生枳实
先煎煅瓦楞子壳　乾石菖蒲根　炙甘草　鮮竹茹

錢左心陰虧而心火亢君火動則相火隨之火僭於上君主失權虛靈之府失其主持所謂期溪心疾是也用清養心陰泄降相火之法

西洋参　紫丹参　小麦冬　炒丹皮　炒白薇
京元参　生龍齒　左牡蠣　白茯神　柏子仁
細生地　黑梔仁　竹叶心　東白芍
另天黄補心丹各磁硃丸三和勻每服三夜燈心湯送下

溫右 脘腹痛久而不愈肝氣不舒濕熱交阻之象面黄脉弦舌色微紅不特肝陽受困抑且胃陰亦傷矣治以疏肝兼疏調中氣

東白芍 炒枳實 春砂仁 雞內金 生甘草

南查炭 陳皮 川石斛 雲茯苓 炒於朮

乾姜汁拌炒川連 炒米谷麦芽 炒小青皮

青鹽半夏 延胡索 苡米仁

黄右 胃脘居乎肝木而無痞氣由上逆撑及乳頭攢起有形得谷則悶痛因肝氣上逆肺胃不得舒降治與尋常浮理不同用疏肝降氣法

東白芍　陳木瓜　黑栀仁　白芥子　醋炒小青皮
廣郁金　桑白皮　廣橘絡　川貝母　姜汁炒姜皮
旋覆花　蘇子梗　白杏仁　磨沉香　姜汁炒竹茹

附呂文清休息痢證

謹查休息痢一症其故皆因餘邪未盡早服兜澀之藥或早食葷油酸斂之物致餘垢留匿於大腸曲折之處人之津液氣血流行循貫每至其處即留滯于此蒸化而為垢衛氣液化為白垢衛營血化為紅垢凡經年累月垢下已多而其中仍未除盡即此故

也謂治之法門逕雖多不外分虛實兩端此病因餘症未盡而起本無絕虛之證不過因病久正虛或稟質或年老正衰其虛多者必得溫養脾胃腎扶助正氣則氣一旺餘邪不能留此治虛之一端法也其實者或因寒之積或因濕熱或因痰飲凡腸中稍有阻塞即能致斯治之者寒之積用溫化濕熱用清泄痰飲用攻消但總須用丸劑緩緩化之與初病之可用煎劑蕩滌者不同俟宿垢一盡即隨用培補以善其後否則中氣虛陷身中一切病邪均易下注每有積垢已清而滯痢仍不能止者職是之故耳更有消補兼施之法

一面扶正，一面祛邪，前賢有用補中益氣，或用四君、八珍等湯送下疏積導滯丸，即此意也。此治實證之又一法也。尊恙向來多痰，前年痢疾，想係痰濕蘊生熱，以致時不知痢色何如，不能決其所偏於痰氣、痰血耳。鴉膽子即苦參子，瀕湖《綱目》不載，只能治痢疾，只性趨怒行奔，此恰遺滅，擾其治痢之功。其性味與痰宜，若宜若能燥濕，宜能泄，既服之而得效，其痰濕既無疑矣。服法用桂元肉包之，空心吞下，或去油作丸，外加導氣滯之下行之藥，無因餘治邪留遏腸中，丸此不能恰到病所也。前按理中湯溫補升陽而未免助熱歸脾等湯養血潤燥等而不免助痰且不能取效或無故歟愚見懸揣之　閱下病經兩載矣脾胃必傷刻下既得暫止無論已伏之痰熱積滯與不清總以補中益氣湯為主方其有痰熱未清或復作痢或糞異後有餘垢如泥垢病在血分於煎劑外可間服駐車丸如白垢病在氣分可間服香連丸戊己丸如腹中作痛加入木香白芍如常調理凡尋毋常休息之痢可望向愈設或久痢而致滑脫者當兼固澀久痢而傷及腎藏者當用溫補之劑別有見識可按非憑空懸擬臆說可定之為定論也病

一診幽隔千里而談病議治娓娓不已 閣下得毋笑其紙上談兵猶是書生積結習乎特以夙承摯愛又不能借箸於前一籌愚悃用敢以一知半解藉作芻蕘之獻淺筆談之亦不自覺其狂直矣伏冀 采擇而刪正之幸甚幸甚

昭陽趙海仙先生脉案遺稿一卷

〔清〕趙履鰲撰

清玉帶堂筱雲氏抄本

昭陽趙海仙先生脉案遺稿二卷

本書爲中醫醫案著作。趙履鰲（一八三〇—一九〇四），字海仙，以字行，興化（古稱昭陽）人。他承家學，以醫名世，望重一方，與淮安張子平、阜寧余奉仙并稱晚清蘇北三大名醫。全書載其臨證醫案，以類分篇，有中風類、濕痰入絡類、調經類、胎前類、産後類、帶下類、血瘕類、崩漏類、肝胃氣痛類、乳痛結核類、瘰癧類、膺胸痛類、反胃噎膈類、膨脹臌脹類、腹痛類、淋濁類、遺滑精類、痔漏類、疝氣類、脚氣類、痹痛類、龜背類、鬱熱痰癇類、肝風類、痰飲咳喘類、喘促類、哮症類、咳衄吐血類、癆怯類、虚勞類、肺癰類、外感類、濕温類、瘧疾類、泄瀉類、痢疾類、瘡濕類、寒濕類、黄疸類、牙漏類、喉症類等。脉案先叙病因病機、症狀、治法，次爲患者姓名、日期，最後爲處方用藥。因係名家醫案，故而彌足珍貴。

昭陽趙海仙先生脉案遺稿上

儀庭錄

昭陽趙海仙先生脉案遺稿卷之壹

玉帶堂筱雲氏手錄

中風類

客秋九月風中經絡則口眼歪斜風中血脉則右肢不遂刻下腿漸有力而左肢麻痺不能舉動脉象弦滑擬方徐圖之梁右山東乙未清和月廿日方

鹿啣草一錢　鈎藤鈎三錢（遲下）　製半夏一錢　漢防己八分　走馬胎膏一錢（冲服）
路路通八分（后入）　雲茯神三錢　千年健八分　絡石藤八分（后入）　油松節三錢
製南星八分　通絡散八分　廣橘絡八分（鹽水炒）　炮姜霜八分（去油）
風中血脈，左肢不遂，起於冬月，脈象弦滑，擬方
徐圖之。陸客四六六灘　乙未五月初九日方
海楓藤八分（后入）　炮姜霜一錢（去油）　鈎藤鈎三錢（遲下）　宣木瓜一錢（后入）　走馬胎膏一錢（冲服）

仙鶴艸鳴左翅血拌ㄅ 木製半夏 牽正散五各 辰仁去 四 油松節四

絡石藤酒ㄅ參 漢防已參 路路通五 福橘絡皮參鹽水ㄅ各

鹿御艸參 千年健參 製南星參 苦竹根姜汁ㄅ參

前夏六月風中經絡則口眼歪斜 風中血脉則

半身不遂刻下大局雖平而右手不能擺間或

夾牙車不利開闔舌蹇不和語痛時作心悸不安

中風類

乃飲邪入絡脾陽不振肝陽上升所致脈象弦滑從宜善調達怒戒煩節勞靜養庶免上升後中之慮　戴邨之兄　真武廟　甲午正月十二日方

天仙藤（泡）一錢　雲茯神三錢（辰拌）　蔞霜（去油拌包）錢半　廣橘絡（去白）錢半　苦竹根（姜汁）一錢

製南星一錢　絡石藤（泡）錢半　川貝母（去心）三錢　白蒺藜（去刺）三錢　油松節三錢

竹節白附子（姜汁）一錢五分　白殭蠶（炙）一錢五分　炙全蠍（去毒）五分　蘇佐半夏一錢五分

外風引動内風口眼歪斜起於前冬脉象弦滑

擬方條圖之 朱拙根夫注秋月吉方

製南星錢 竹茹 白附子 姜 雲茯神各二錢 瓜蔞霜錢 引 絲瓜藤錢

製半夏錢 炙全蝎錢 嫩鈎藤二錢 福橘絡錢

川貝母去心二錢 炙殭蠶五分

風中經絡手足麻痺舌蹇語旋脉象細滑再

中風類

延防成類中 甲午胃廿日方

製南星錢半 白蒺藜去刺三錢 宣木瓜錢半 川貝母去心三錢 竹茹姜汁炒三分

製半夏錢半 雲茯苓神各錢半 橘紅絡各錢 桑寄生三錢

漢防己八分 絡石藤錢

濕痰入絡類

經血手得血而能握，足得血而能行。從前濕痰入絡，已經漸化，手足漸能運動，不克收全功者，血不能榮養筋脉故耳。脉象轉和，天氣清肅，正可去其所本，無復其所固可也。梁太〻乙未六月初二日方

天仙藤炒三錢　雲茯苓神各三錢　秫〻米三錢　夜交藤三錢

引　衛生膏三錢冲服

茯姜霜（赤曲）半夏正散錢 滌飲散錢（皮鹽） 络石藤錢（炒） 走馬胎膏錢（皮鹽）

木防己錢 製半夏錢 宣木瓜（炒）錢 製南星錢

苦竹根錢（薑汁炒） 房䒷络（鹽水炒皮）錢

向來痰飲射肺咳逆氣喘間或帶血近來飲

邪入络右肢麻木不仁甚則衄血脈象弦

滑再延防類中 梁溪ㄟ西郊豐 丙 正月廿日方

濕痰入絡類

海風藤二錢　路路通錢半　通絡散三錢　木防己錢半　引 壺馬蘭膏二錢 沖服

製半夏二錢　雲茯苓三錢　千年健三錢　絡石藤二錢　鮮枇杷葉三片 刷去毛蒸片入

紫菀 蜜炙 三錢　作姜霜 去油 二錢　福橘絡 鹽水炒 二錢　杏仁泥二錢

飲邪入絡，四肢痹痛，胸中懊憹，頭目暈眩，

肯飲苦患顯於天癸斷少，穀食減少，脈象

弦滑，根蒂過深，非緩圖不可。楊大張三丈 幽圓 丙申賀月 十二月方

海風藤錢半 製半夏二錢 鬚穀芽三錢（生熟各） 貢玉金錢半 油松節三錢（引）
辰薑霜錢 絡石藤錢半（酒炒） 橘皮絡錢（鹽水炒） 宣木瓜三錢（土炒） 土馬胎骨錢半（沖服）
明天麻錢半（去油） 雲茯苓三錢 白蒺藜三錢（去刺）
素本陰虛內熱加以濕困脾陽濕痰入絡於是
左肢無力舌本不和面色萎黃脈象弦細
而滑法當先去其本無後復其固有

候教　沈老師台五月廿日方

海風藤四錢　川貝母三錢去心　製半夏錢　白蔻花八分　引　去馬胎膏錢　沖服

製南星錢　雲茯神各三錢　砂仁殼錢　風化硝錢　油松節三錢

炮姜霜去油八分　漢防己八分　絡石藤八分炒　鹿啣草錢

通絡散五分　廣橘絡八分鹽水炒各　苦竹根錢姜汁炒

木旺土虛濕痰入絡面浮肢腫四肢麻痺背皮搏

濕痰入絡類

東少腹虛脹胃強脾弱飲食能入而不能運化脉象弦細而滑再延防其土敗壬戌六十五港口甲午三月初百方

海風藤錢 橘核錢 緞鹽水炒各錢 大腹皮錢 雞內金炙 真桑寄生半

漢防己錢 四製於朮錢 白蔻衣錢 宣木瓜錢 赤苓皮半

製半夏錢

肝氣大發

肝旺膽虛痰熱內擾心腎不交肝氣入絡於是胸

中冈塞咳逆作嗽甚則腰痛手足麻痺兩脇串痛注頻帶下曾屢見小産脉象弦虛而滑擬方次第圖之 玉邨之四十一 溧水甲午三月廿六日方

金毛狗脊一錢 路路通二錢 福橘絡一錢五分 製半夏二錢

漢防己一錢 雲茯苓神各三錢 炙蘇梗一錢 白蒺藜三錢

炙姜霜五分 通絡散八厘 絡石藤一錢五分

濕痰入絡類

氣虛体豐多濕多痰陽明脉虛虛里穴動右肢痿軟悸動氣虛不能傳送下焦大便維艱穀食不甘脉來細滑如此情形所慮者類中風耳能於善調有備無患

桑寄生三錢 福橘絡一錢 製豨薟草一錢 漢防己一錢 烏飯子三錢 青葙子三錢 省頭草一錢 白蔻衣一錢 上血竭五分 鹿啣草一分

宣木瓜三錢　川貝母三錢　南沙參三錢　半夏杓五分

體寒氣虛多濕多痰襲於經絡遂行右肢麻痺脉

象弦而滑擬方善圖方免類中之虞

仙鶴草（鳴右蹠錐つ）一錢　雲茯苓三錢　宣木瓜（まう）三錢　福橘絡皮（鹽水炒）一錢　去馬胎膏引一錢（冲服）

鹿銜草一錢　瓜蔞霜（去油）一錢　通絡散二錢　路路通一錢　油松節四錢

絡石藤（ほつ）二錢　漢防己一錢　製半夏一錢五分　製南星二錢

選錄八件類

調治後咳喘較平惟痰飲入絡左臂痠痛神疲嗜卧虛陽上升乃肝旺脾虛所致脉象弦滑擬方徐圖

吳太太甲午五月十一日方

鹿啣草錢 仙鶴草錢（鴉左翅研） 製半夏 宣木瓜（炒）三錢（引） 馬腦膏錢（和服）

橘絡散錢 雲茯苓三錢 通絡散 福橘絡（鹽水炒）錢 油松節錢半

木防己錢 路路通錢 絡石藤（炒）

肝氣入絡

先後天不足陽絡受傷間有欬血木火凌金時見咳逆肝氣入絡乘胃遍身串痛甚則脘痛陰分不足内熱薰灼天癸先期而少脉象弦數延久防怯不可作怯治之 徐姑娘 京口甲午十月 昔方

銀蝴蝶錢 作薑霜去油分 紫菀茸蜜炙三錢 香桔梗分 鮮枇杷葉三錢

左牡蠣研包錢 雲茯神三錢 黃玉金分 福橘絡鹽水炒分 柚子仁打碎七粒

區瘦入絡類

宣木瓜錢川貝母去心二錢炙甘草錢蜜炙蘇莖錢

痰飲射肺內有咳喘加以濕痰困中流連經絡遂

令胸中嘈雜食少神疲脈象弦沉擬方力圖庶免

土敗之虞 陸大兄 廣東

九製於术錢雲茯神去木錢北五味子錢黃玉金錢省頭草錢

製半夏錢川厚朴錢陳皮乾姜錢三味同拌熟附片錢

福橘皮絡各分　漢防己本

復脉方

瓜蔞霜　黃玉金　製半夏　桑十葉　苦竹根

川貝母　製半夏　新会皮　粉丹皮　雲茯苓

銀蝴蝶　蘇梗

医案存類

鼻淵類

先後天不足膽熱上攻於腦致成鼻淵肝胃不和胸次悶塞吐酸營衛不和寒熱時作食少神疲脉象弦細擬方緩圖之 右友兄廿三 老洲 甲午四月十三日方

木筆花一錢 石菖蒲 蒼耳子炒 二錢 生甘草八分 黃玉金二錢 絲瓜藤三錢 引

撫川芎八分 又一 製半夏一錢五分 紫蘇莖一錢 福橘皮一錢 葉炒香

鼻淵類

蒼耳子錢雲茯苓錢

調經類

肝脾不和任帶交傷天癸一月兩至少腹時形脹痛脘中氣阻心悸頭眩時形帶下穀食減半脉象弦滑病情夾雜擬方次第圖之

益母花二錢 製半夏一錢 福橘絡皮（鹽水炒）各錢 霜桑葉二錢（引） 秫秫米一錢

酸棗仁二錢 雲茯神茯苓各二錢 白蒺藜二錢 粉丹皮（炒）一錢 月月紅一朵

遠智肉甘草水洗六分瓜蔞霜去油分川貝母去心三錢

陰虛內熱已延半載小便帶濁天癸逾期而少平

時脹痛食少神疲脉象往細而數擬方緩圖之

銀柴胡一錢淨歸身土炒五分雲茯苓三錢根白芍三錢炙甘草六分

四製蒼於朮五分茜草稍炒五分丹參炒三錢福橘絡皮鹽水炒分雲茯苓三錢

雞血藤膏分枸杞根皮三錢癥溫過口載大娘乙未四月廿日方

肝脾不和任帶不調外寔內虛多濕多痰於是墮
胎四次皆屆三月心悸頭旋少腹膨脹內熱熏灼
天癸逾期時形帶下脈象沉弦而滑擬方徐圖之
抱木茯神三錢 黃玉金錢半 廣橘皮鹽水炒絡八分 茜草根炒一錢 佩澤蘭葉各一錢
四製蒼术錢半 漢防己八分 明天麻錢半 鷄血藤膏一錢 月月紅一朵
製半夏錢半 炮姜霜去油一錢 墨魚骨炙四錢 白蒺藜去刺三錢

調經類

逢三六九每服一帖

肝陽擾胃營衛不和於是天癸先後不一脘中作
痛右邊牙齦出血實熱不清脈象弦數擬方惠顧
圖之
軟白薇一錢 抱茯神三錢 黃玉金一錢 旋覆花（包）一錢 降香屑三錢
橘絡散一錢 粉丹皮（炒）一錢 福橘絡一錢 新絳一錢 藕節（水洗）三枚

白茅花錢　霜桑葉錢　側柏葉中

大紅寶珠茶花八分　李大娘乙未四月廿日方

肝脾不和任帶不調天癸不一時形少帶下半產兩

次脉象弦數擬方徐圖之　鄒姑奶奶乙未四月廿四日方

益母花分　杭白芍二錢　製半夏錢　炙甘草八分　明天麻錢

當歸身錢　雲茯神三錢　白蒺藜（去刺）二錢　福橘絡皮（葉各）分　月月紅二朵

調經類

粉丹皮一錢炒　又服震靈丹二錢間服米湯下

天癸不調逾期而少肝氣入絡兩脇作痛而腹亦

然脉象弦滑擬方徐圖之　刘大娘乙未九月初五日方

天仙藤一錢炒　白蔻花一錢　宣木瓜二錢土炒　香蘇莖一錢　絲瓜絡一錢

左顧牡蠣研包三錢　雲茯苓二錢　通絡散一錢　福橘絡一錢　遠志水炒

製半夏二錢　漢防己八分

經閉四載間有錯經妄行大便帶血少腹時痛虛陽上升頭目眩暈右耳生濃脈象沉細而滑總由肝臟氣滯血為之凝飲為之伏若再失調防成脹滿

周大振 卅 甲午二月初五日方

雞血藤膏八分 通絡散一錢 製乳香 沒藥各五分 紫蘇莖一錢 佩蘭 澤蘭葉各一錢半

漢防己一錢 福橘絡 絲瓜絡 [illegible]葉各八分 雲茯苓三錢 絡石藤一錢 [illegible]

調經類

製半夏一錢 四製香附末三錢

從前雜症調治愈近四年肝脾不和氣血凝滯天
癸逾期脹多於痛内熱蒸灼脉象沉弦擬方徐圖
之

開大捷湘宗營甲午胃十三日方

四製香附三錢 製半夏錢半 廣橘絡皮鹽水炒錢半 紫蘇莖錢半 月月紅一朵引

益母花八分 雲茯苓二錢 腹皮錢一錢 逐飲散三錢

雞血藤膏各漢防已分

肝脾既乏統藏任帶又疏約束遂會肝氣串痛前
後心背引天癸先期妄行帶下時見胸中懊憹難
名心悸眩暈脈象虛弦而數擬方善圖方可漸入
佳境

夜交藤四錢抱木茯神三錢杭甘草炙赤山丹皮酒炒錢苦竹根引三錢

調經類

活灵磁石（盐泥包煅）四錢　地榆炭（炒黑）三錢　福橘核（盐水炒各）錢　製半夏錢半　木芙蓉花錢半

依姜霜（去油）分　霜桑葉（蜜炙）分　川貝母三錢　合欢皮四錢

客冬病後失調肝脾不和氣血凝滯絡脈不和遂令脇脹腹痛四肢串痛心悸眩旋天癸逾期脈象弦細擬方兼圖之（謬令正廿八二雅壽月朔日方）

煨白芍三錢　白蒺藜（去刺）三錢　蘇堂錢　福橘核（盐水炒各）錢　絲二米壽

宣木瓜二錢　雲茯神辰砂拌三錢　炙甘草八分　黃玉金二錢　荷葉筋四寸
製半夏二錢　瓜蔞霜去油包錢

外實內虛多濕多痰肝脾不和營衛不調天
癸先後不一寒熱互見脹痛並形脇痛作嘈脈象
弦沉而滑病情多歧擬方次第圖之　吳少奶奶　甲午小陽月廿二日方
益母花錢　蘇法半夏一錢半　橘紅一　赤苓三錢　明天麻去苗一錢　荷葉筋三寸
調經類

珍珠母（鹽泥包煅）真雲茯神（辰砂拌，各）四錢 福橘絡（鹽水炒，各）一分 通絡散（三錢，包）陳佩蘭葉（各）錢

白蒺藜（去刺）三錢 栝蔞霜（去油）分

胎前類

容歲疊見半產兩次任帶交戕肝脾受損心悸頭眩內熱腰疼脉象弦數刻又居經兩月矣擬方須圖之董大娘卅溧水

桑上寄生三錢首烏藤三錢秫〻米三錢福橘皮鹽水炒絡一分合歡皮一分

仮薑霜一分製半夏錢半苦竹根錢粉甘草三分薑汁つ

川續斷（炒）錢 雲茯苓神各錢

肝旺脾虛任帶不充血虛生熱墜胎六次均在三月心悸頭旋脈象弦數治之不易擬方徐圖之

陳令婿季家市甲午四月卅日方

括蔞霜（去油）五錢 福橘絡皮（鹽水炒各）錢 粉甘草（炙）分 桑上寄生五錢 竹茹（姜汁炒）錢 引

抱木茯苓神各錢 粉丹皮（炒）錢 製半夏錢 紫蘇旁小枝分

川續斷[illegible] 蛤粉炒阿膠各

服前藥

產後類

客夏五月產後肝脾不和氣血凝滯少腹痛甚而脹間或作嘈天癸遲期帶下黃白脈象沉弦治之不易擬方徐圖之 曾大娘 鹽城 廿乙未八月廿日方

姜汁製香附三錢 雲茯苓三錢 炙甘草五分 澤蘭葉各錢 引 佛手

雞血藤膏五錢 沖服 安邊上肉桂六分 去皮同研 福橘絡皮 鹽水炒 各錢

產後類

煨白芍一錢（兩服後加貫仲三錢）

半產後肝氣尅脾犯胃氣与疫搏中宮痞塞痛嘰並見滞下已有月餘穀食懶進厥逆時作脉象虚滑而弦当此血脉空虚仍慮厥逆致生枝節捻方獲效乃吉

姜汁製半夏錢　黄玉金錢　福橘絡皮（鹽水炒）錢　白蒺藜（去刺）三錢　伏龍肝五錢

金銀器具水煎各

牽正散加雲茯苓神者寄苏荳子

又外熨法

香附米要炒熟用醋烹焗之三加次

産後正陰未復肝旺膽寇嚌疲内擾於胃於是心神恍惚嘈吐涎沫甚則食入返出舌上白苔脉象弦細而滑再延防其土敗於方獲效乃吉

産後類

鄭大嫂丁酉冒暑方

雲茯苓神各錢　罌於朮錢四　橘核絡皮各錢　丁香引　秫秫米錢

製半夏錢　童便製附片錢　白蔻仁本

夜交藤半

產後十載從四年前甫見天癸一次帶下黃色穀食不多乃肝脾不和任帶不充濕熱內伏氣血不

能運行故耳根蒂過深脉象弦滑非緩圖不可

李太嫂　廿六　丹徒　甲午三月廿六日方

鷄血藤膏錢　貫仲炭三錢　鷄內金焙　眞絡石藤錢　佩澤蘭葉各錢半

製半夏錢半　雲茯苓神朱拌錢半　福橘絡皮鹽水炒各錢　錢　蘇莖一錢

九製於朮錢

產後類

帶下類

肝脾不和濕熱下注致胸脘脹痛帶下綿綿延久

擬方徐圖之 潘右大周庄丁五月十四日方

藿香梗五 野於朮五炒 製半夏錢半 西砂仁六分研 白雞冠花三錢引

金鈴子肉一錢 紫丹參二錢 川黄柏錢半鹽水炒 白蓮蕊錢半 荷葉蒂二枚

延胡索一錢 福橘絡皮四分

血瘕類

肝脾不和氣血凝滯少腹結瘕脹痛並見寒熱往來經閉數月之久食少神疲脉象弦數再延防成乾血　戴姑娘　廿五　東坊　乙未九月初七日方

鬼箭羽錢半　莪蓬錢　銀茈胡一錢　開口吴萸錢　澤蘭葉佩各錢

雲母粉三錢　製半夏錢　橘絡皮鹽水炒各錢　乾漆炭錢

血瘕核

四製香附米一錢　製乳香　没藥各四分　通絡散一錢　雞血藤膏八分

兼服葱白化瘕丸，又服四製香附丸一錢，外台茯苓丸一錢。

肝脾不和，氣血凝滯，脇上有形，是屬瘕聚，脘腹膨

脹而痛，間或作噯，刻下天癸當期九日未去，脉象

弦數，擬方兼顧之。　韓大嫂　三塈　丙寅　初四日方

益母草三錢　黄玉金一錢　川朴姜汁炒八分　香蘇梗一錢　月月紅一朵

製乳香八分　製沒藥八分　雲茯苓三錢　醋炙附米一錢五分　大腹皮錢半
製半夏一錢五分　雞血藤膏八分　福橘絡　雞內金炙一錢　漢防己八分

氣滯血瘀，少腹結瘕，氣與痰搏，胸次結痞，加以吸受肺風，咳逆頻仍，大便帶血，擬方先肅上焦。

周右　劉家溝　の年丁巳五月廿八日方

信前胡一錢五分　大貝母三錢　玉金一錢五分　佩蘭葉一錢半
引　鮮枇杷葉去毛三片

血瘀類

苦桔梗錢　雲茯苓三錢　粉甘草錢　福橘絡皮（鹽水炒）錢

半夏粉錢　杏仁泥錢

肝脾不和氣血凝滯致成瘕聚治之不易擬方條

圖之

雲母粉三錢　乾漆炭錢半　炙桔梗錢　開口吴萸錢　引兩頭尖卅二粒

製香附錢　福橘絡皮（蜜水炒）錢　腹皮錢（洗）錢　白蔻衣錢　韭菜根錢

製乳香沒藥各等四製香附米分 大姑娘 梧室翁令坤甲午十二月十四日方

外服葱白代瘕丸加味四七丸各錢 每早晚服一付開水

送下

肝胃不和氣滯血瘀少腹結瘕攻冲脹痛嘈吐痰

涎帶血寒熱互見脉象弦芤再延防其土敗臌方

獲效乃吉

血瘕類

鹿角尖（麋角片冲服）三錢　旋覆花三錢包　新絳錢半　猩絳一錢　降香屑一錢

鮮側柏葉五錢　雲茯苓三錢（辰砂拌）　福橘絡（皮鹽水炒）一錢　血見愁一錢　白茅根一兩

製半夏一錢　玉壺三錢　大紅玉珠蔻花一錢　東方振居上座四柔甲午　五月廿日方

崩漏類

素本脾虛濕困夏令又加咳逆六年前肝脾不和任帶不調天癸妄行時作時止夏令尤甚少腹脹痛大便不實脈象濡軟而弦久漏防崩

王大嫂 泰州 乙未八月廿日方

雲茯苓神各三錢 懷白芍一錢半 黃玉金三錢 福橘絡皮鹽水炒各一錢 引 枇杷霜包三錢

製半夏錢　地榆炭二錢　炙甘草錢　川貝母去心二錢　月月紅一朵

紫菀茸蜜炙錢　冬瓜仁[illegible]

肝胃氣痛類　即木乘土位也

肝氣橫逆痰瘀入絡脘腹脇背串痛已延十餘載
脉象弦細而滑擬方徐圖之　今大兒三七界首乙弄有兒日方

川鹿角尖 錢半　炙蘇梗 錢半　通絡散 錢　製半夏 錢半　福橘絡皮 各錢
旋覆花 包 錢半　黃鬱金 錢半　漢防已 錢　雲茯苓 三錢　降香 [illegible] 片 [illegible]
娑羅子 一粒

貴體陽虚証由早年肝氣乘胃脘中作痛〻久入絡氣血皆滯飲邪因而乘之逢冬天氣初寒則發陽氣暴歛也脉象沉弦細滑擬方善圖之自可漸入佳境

梭羅子枚　旋覆花(包)錢　黄鬱金五分　以鹿角尖八分(磨汁沖服)　滌飲散錢

製半夏錢　廣橘絡皮(鹽水炒)錢　雲茯苓三錢　新絳　紫海參屑錢

絡石藤錢 溏灵脂錢 謹 觀察大人乙未五月舊方 此方脘已微痛即服

命火不足脾陽不振脘腹時形作痛脉象弦沉根

蒂過深非緩圖不可 王大兄南京乙未又五月十一日方

益智子二錢 福橘絡皮葉各錢 絡石藤錢 川朴七分 淡姜渣錢

製半夏一錢 開口吳萸錢 漢防己錢 生蘇梗錢 烏飯葉錢

滌飲散錢 牽正散二錢 雲茯苓二錢 白蒺藜三錢

[illegible]

肝木侮土氣與瘀搏六不交而結成痞塊痛並見脈象沉弦滑再以前方主服加減
[illegible]方
梭蘿子一枚白蔻花一錢 [illegible]
[illegible]福橘絡一錢 [illegible]
[illegible]
[illegible]
[illegible]
[illegible]

肝氣乘胃脘中作痛已延六載脉象弦浮非緩圖不可

梭蘿子一枚　通絡散一錢　福橘絡一錢（鹽水炒）　黃鬱金一錢　淡姜渣一錢

製半夏一錢　厚朴花一錢（薑汁炒）　蘇莖一錢　雲茯苓三錢

開口吳萸一分　白蔻花五分　馬大娘廿　鹽城　乙年閏五月廿七日方

肝木乘脾氣分瘀搏上下不交而痞象成攻冲作痛

肝胃氣痛類

脉象沉弦根蒂過深非緩圖不可 姚大雅 五三 乙未六月初旬方

製半夏二錢 雲茯苓三錢 炙苏莖三錢 白蔻花八分 絡石藤四錢

漢防己錢半 川朴花八分 姜汁 雞內金焙三錢 福橘絡錢半 葉香 砂仁殼八分

醋吳萸三分 逐飲散三錢 淡姜渣四分 佛手柑三錢

又服四七丸外台茯苓丸

素本肝旺腎虛胃患咽喉瘤蒂丁垂下臍腹時痛

近來脾虛濕困面色萎黃間或吞酸脈象弦細緩

方次第圖之

雞內金焙三錢 省頭草二錢 黃鬱金二錢 砂仁殼二錢 引烏飯葉二錢

開口吳萸七分 雲茯苓三錢 福橘絡皮各八分 冬瓜仁三錢

製半夏三錢 白蔻花二錢

肝木乘脾濕瘀內伏於是繞臍作痛脈象沉弦緩

肝胃氣痛類

肝胃不和，脘腹脹痛，延及十餘載，痛久入絡，氣血皆療，脈象弦浮，擬方徐圖之。郭左 留下西大港 癸巳冬月初五日方

漢防己八分　砂仁殼八分　淡姜渣三錢引

通絡散三錢　開口吳萸一錢　白蒺藜錢　熟附片八分　絡石藤三錢

製半夏三錢　川朴花八分　肉桂子研三分　白蔻衣三分　福橘絡鹽水炒各錢

方徐圖之 沈左 沙溝留 乙未巧月十九日方

梭羅子一錢 絳香八分 蘇梗一錢 製半夏一錢 降香（引）屑一錢

川鹿角霜一錢（磨汁沖服） 旋覆花一錢 白蔻花八分 雲茯苓一錢 絲瓜藤八分

澹灵脂（炒）一錢 黃玉金八分 福橘絡八分（鹽水炒）

噫氣

胃虛肝逆水飲停中噫氣頻仍善恃多疑夢寐不

安脉象弦滑擬方善圖自可漸入佳境

錢南宋庄三四丁酉四月廿九日方

肝胃氣痛類

雲茯苓神各錢半　煅赭石三錢　熟附片八分　滌飲散錢半　刀豆子生熟各一粒

炙姜霜去油五分　福橘絡　橘皮鹽水炒各八分　製半夏三錢　漢防己八分　雞內金一具

肝木乘脾，濕痰內困，上下不交，而痞象成，攻沖作痛，脘腹膨脹，天癸過期，內熱薰灼，脉象細數，根蒂過深，非緩圖不可　丁酉五月廿日方

製半夏三錢　黃鬱金錢半　砂仁殼錢半　嫩蘇梗八分　降香屑二分　引

淡乾姜八分 川朴花一錢 雲茯苓三錢 白蒺藜三錢 炙櫞皮四分

川連姜炙 雞內金三錢 福橘皮絡各八分 冬瓜仁四錢

腰脘痛

七年前吐血兩盆有餘嗣後督脉不和腰痛時作時止自客臘由腰痛至脘胃變成也總由氣血凝滯所致脉象濡沉而細擬方緩緩圖之願速則不達也 黄達翁 中堡庄

肝胃氣痛類

蘇大兄 卅三 甲午 二月 十二日 方

脘腹腰痛

命火不足 脾胃不和 歆邪入絡 脘腹作痛 腰間亦痛 少腹按之不形 脉象沉弦 擬方徐圖之

川鹿角尖 錢 磨汁沖服 路路通 分 福橘絡皮 鹽水炒 分 紫蘇莖 錢 降香屑 引 錢

旋覆花 包 錢 黄玉金 錢 元胡索 半 白蔻衣 錢 新絳 錢

灵脂 錢 金鈴子 頭 錢

製半夏錢 絡石藤一錢 白蒺藜去刺 雞內金焙 真省頭草五 引

四製於朮錢 雲茯神各錢 漢防已五 福橘絡鹽水炒八分

明天麻煨錢 開吳萸一錢

脘痛

肝木乘脾脘中作痛得食則安空痛也脉象弦細

據方善圖自可而愈 林大兄 廿三 福建 甲午三月初十日方

東洋參錢 淨歸身錢炒 水炒柴胡八分 公丁香七粒 引梭蘿子一枚

野於术（土炒焦）錢 苛嵐耆二錢 炙甘草錢 福橘絡錢（鹽水炒）半

白蔻仁（後下）錢 綠升麻（炙）分

肝鬱乘脾氣與痰搏由脇右以及脘中脹痛堅硬

有形内熱蒸燒天癸愆期遍身痠痛脉象弦沉數

方候圖之

製半夏錢 白蔻衣錢 紫蘇莖錢 黃鬱金錢 絲瓜絡錢

肝胃氣痛類

雅連頭薑汁炒 雲茯苓神各錢 福橘絡皮蘆衣各八分 川朴花薑汁炒八分

淡干姜炒 雞內金焙錢

肝木橫逆脾土受侮濕痰互結從前胸次有形刻下脹痛並見漉漉有聲左邊尤甚脉象沉弦擬方

復圖之 田奶奶 汜水 甲午四月十二日方

製半夏錢 黃鬱金錢 福橘絡皮各錢 川萆薢錢 引 炒楝皮錢

漢防己一錢　茯苓皮三錢　雞內金焙　真　[illegible]附[illegible]錢

九製於朮錢　紫蘇梗錢　厚朴花半

肝木乘脾濕痰互結上下不交而痞象成脈象滑弦

擬方徐圖之　戴丙翁乙未閏五月初六日方

製半夏一錢半　黃鬱金一錢　雞內金焙　真　紫蘇梗錢　淡姜渣一錢

四製於朮一錢　雲茯苓三錢　福橘絡鹽水炒錢　厚朴花鹽水炒半

肝胃氣痛類

閩口吳蓮齋漢防已餘

乳痛結核類

兩乳屬于肝〻氣橫逆兩乳作痛左乳曾經結核

脉象弦細擬方緩圖之施左卅六似女屆甲午春初冒方

醋炒香附米錢半 蘇薑錢半 宣木瓜二錢炒 福橘絡鹽水炒錢半 絲瓜絡錢半

左牡蠣牡丹研包 淨歸身炒錢半 杭白芍二錢炒 黃鬱金錢半 金萱花二錢水洗

川貝母去心二錢 醋炒柴胡八分 雲茯苓二錢 路〻通分

乳痛結核類

初九日加

薤白頭錢半 炒薑皮八分 粉丹皮錢半 綠海粉錢半

兩乳屬肝，肝邪入肺，膺胸兩乳脹痛，兩臂痠，捷脉

象弦急，擬方惠圖之 孔令郎甲午五月廿一日方

醋炒柴胡八分 杭白芍錢半 福橘絡錢半 黃鬱金錢半 綠海粉錢半

蛀青皮絡醋炒錢半 紫蘇莖錢半 陳昆布二錢 川貝母去心錢半 金橘葉五片

宣木瓜錢 淨歸身炒錢 潞靈脂醋炒錢 香附米醋炒錢

孔齋傳經錄

瘰癧類

水不涵木肝氣入絡於是項間結瘰遍身結核脉象弦細治之逍遙散方參圖之 孔大見甲脊青方

黃鬱金錢 製南星錢 左牡蠣研細錢 元參心錢 金萱花錢

川貝母去心 淨歸身酒炒錢 製半夏錢 廣橘絡錢分鹽水炒

醋炒柴胡錢 香附米醋炒錢 杭白芍去 三 炙殭蠶錢

瘰癧類

膺胸痛類

肝邪入肺飲邪入絡膺胸背後痺痛甚則嘔吐胃

經咳逆脈象弦滑根蒂已深非緩圖不可

金大兄梁墅丁酉廿百方 膺

薤白頭錢半半夏粉二錢通絡散二錢生姜汁三茶匙冲服

伏薑皮二錢熟附片分

膺胸痛類

肝邪入肺膺胸痹悶不開頭目眩暈腹中漉漉有
聲脉象弦細營衛兩虚夏熱冬寒擬方徐圖之

收大兄二十六歲甲午六月十一日方

薤白頭[illegible] 川貝母去心錢 栝樓 絲瓜絡鹽水炒分 白蒺藜去刺錢 荷葉筋引錢
茯苓皮分 雲茯神各錢 黃鬱金分 白蔻衣分
製半夏錢 明天麻分

努力傷絡肝邪入肺冲胃因而脘中膺胸刺痛脉象沉弦擬方徐圖之 汪左 廿九 海州 甲午 如月 十二日方

十大功勞錢 旋覆花包錢 黄鬱金錢 苦杏仁去皮尖三錢 降香屑錢

薤白頭水洗三錢 橘核 絡皮薑水炙錢 雲茯苓三錢 川貝母去心三錢

炮姜皮炒錢 木蘇梗錢

膺胸痛類

反胃噎膈類

肝氣不降，肺氣不升，升降失常，氣與痰搏，間或脹痛，甚則作阻，心腎不交，胃經虛，不成寐，脈象弦滑，速當自開懷抱，庶可與藥餌兼功。

姚冬蔚東濮又示乙未四月十一日方

抱木茯神米炒　綠海粉包米　北五味子同干姜杵五粒　福橘撇鹽水炒各　鮮枇杷葉三片刷去毛

反胃噎膈類

明天冬三錢 川百合心二錢 杜阿膠沖服 五蘇 野二錢 茶

製半夏二錢 炮干姜八分 北細辛五分

大局已穩 擬方進圖之 來日服

原方加 川貝母 祿 銀蝴蝶八分 黃鬱金二錢 引 秫〻米二錢

杏仁泥三錢

命火漸升 脾陽胃陽漸震 嘔吐已止 膨脹亦減 脉

象較起挽方再圖進步 成左 泛水乙未四月廿五日方

益智仁(姜汁炒)三錢 雞内金(炒焦) 真開口吴萸(炒)一錢 木防已一錢 烏飯葉(引)三錢

姜汁製半夏錢半 雲茯苓三錢 絡石藤一錢 白蔻花五分

九製於术三錢 熟附片五分 廣橘絡(鹽水炒)八分 佩蘭葉一錢

肝脾氣結防入神思間病 係左五年天五月十二日方 腸痃

製半夏二錢 金鈴子(醋炒) 雲茯苓三錢 綠梅花(去蒂)三錢 鮮杷葉(去毛)三片

吴宵臺嫂

明天冬一錢 元地 雲苓二錢 川百合一錢 蘇子錢五 于潛术一錢

川貝母去心一錢 淡干姜五分 北細辛五分 杜阿膠冲服一錢

福橘絡 錢 北五味子五粒同杵 煅赭石二錢

專治一切毒物人誤食嘔吐服此方即解

雞屎白一錢 川花椒炒出汗二錢 開口吳萸一錢 製半夏二錢 粉甘草一錢

建烏梅衣 雲茯苓二錢 河水煎服

肝陽傷胃水飲停中於是食入不適甚則嘈吐兼
見面浮肢腫脾陽亦傷脉象往滑右大于左久延
有氣結津枯之虞擬方力圖之

邵鏡翁五十西安豐乙未八月廿首方

姜汁製半夏一錢半 雲茯苓四錢 銀蝴蝶八分 白蜂蜜三錢 用長流水和勻攪
三四遍煎藥
西洋參一錢半 千搥木半 苦杏仁去皮尖三錢

反胃噎膈類

白米土 [illegible] 毛先庭

命火脾陽不足飲邪伏胃於是脹痛嘔吐清水黃綠俱有脈象弦滑擬方善調自可日愈否則有反胃之虞

雷川益智子 鹽水炒 一錢 川朴花 姜汁炒 一錢 絡石藤 鹽水炒 三錢 蘇荳 三錢 炮姜渣 引 三錢

九製於朮 二錢 漢防己 一錢 福橘絡 鹽水炒香 三錢 熟附片 三錢 烏飯葉 十

製半夏一錢 開吳萸三分炒 白蔻花五分

間服琥珀外台丸半 局方四七丸五分

肝陽擾胃，嘈痰內伏，喉間不利，前後心痛，懊憹不安，噯吐酸水，脈象弦數，擬方候酌之。侯令郎乙未首廿二日方

旋覆花三錢包 潛靈脂三錢 蘇梗一錢 橘絡一錢 薤白一錢 引 降香屑一錢

十大功勞一錢 黃鬱金三錢 瓜蔞霜一錢上白 苦竹根三錢 墨汁 白蒺藜包五錢

反胃噫嗝類

前法半夏錢　抱木茯神錢　秫二米錢

肝木乘胃，胃中伏飲，胸中不寬，食入不運，噯噦時

形，脉象往滑，有反胃之漸矣。方　高左　卅二　揚州　乙未冬月廿日

姜汁製半夏錢　烏扇七分　厚朴七分　漢防己錢　伏龍肝五錢

黃鬱金錢　雲茯苓錢　砂仁殼錢　白蔻花錢

逐飲散錢分　蘇荳蔻　福橘絡錢　橘柑之絡　鷄嗉袋一具　焙

肝胃不和飲邪入絡少腹有形攻冲脹痛噦吐並見脉象弦弦根蒂已深擬方力當之此殷兄永安乙未六月朔日方

鷄內金真絡石藤錢通絡散錢福橘絡錢淡姜渣炙葉水各引

製半夏一錢雲茯苓錢開口吳萸錢生蘇梗錢

製附片錢漢防已一錢川朴花錢姜汁

肝胃為肝所侮升而不降脘脹噯阻咳逆噦吐並

肝胃噯嘔類

見脉象弦數再延防其勞怯　顧　大浪丁毛港三十八　丙五月廿一日方

烏扇片八分　雲茯神金三錢　黃蔛金三錢　苦桔梗一錢　引　鮮枇杷葉二片刷去毛

苦杏仁去皮尖三錢　粉丹皮炒一錢　福橘絡[illegible]八分　川貝母去心二錢　苦竹根姜汁炒五錢

蘇法半夏一錢　霜桑葉八分　粉甘草六分　[illegible]姜霜去油錢

代赭石煅三錢　千雄末一錢

水飲伏胃脘腹串痛時吐清水甚則食入返出胸

中懊憹难名根蒂已深非鏤圖不可

益智仁二錢 開口吴于三分 雲茯苓二錢 漢防已一錢 伏龍肝打 五錢

製半夏二錢 通絡散包 白蔻仁後下 八分 橘皮絡各八分

紫蘇莖一錢 川朴花一錢

肝氣犯胃水飲停中膨脹嘈雜嘔吐並見食入反

出延經數日脉来弦细擬方圖之 時在卅六陀兆乙酉二月十八日方

反胃嘔噦類

姜汁製半夏 一錢 陳蘇葉 分 雲茯苓 三錢 砂仁殼 分 伏龍肝 丹

滌飲散 三錢 福橘皮絡 分 白蔻花 五分 煅赭石 三錢

開口吳萸 一分 黄鬱金 一錢 川朴花 分

肝木尅脾犯胃胸次結痞水飲停中脘腹脹痛噦

吐並見食入反出寒熱並見形由胎前延及產後

肺氣虛弱防作勞怯殊方不易圖治

鷄内金三錢 香蘇梗一錢 九製於术一錢 川朴花五分 伏龍肝一兩引

製半夏錢半 雲茯苓錢半 福橘絡各八分 白蔻衣五分

漢防己八分 開吴萸三分

外寒内寒多濕多痰肝脾不和脘中作痛時唾夜

涎天癸逾期帶下脉象弦滑擬方徐圖之

陳大嫂 三九 丁酉四月初四日方

反胃噎膈類

雲茯神各三錢 砂仁殼一錢 白蒺藜三錢 漢防己一錢

製半夏二錢 四製香附二錢 福橘絡皮各一錢五分 蘇梗五分

銀蝴蝶五分 黃鬱金一錢 佛手露一兩 燉溫過口

肝氣擾胃，左脇作痛，痛甚則嘔吐，脈象沉細，擬方

徐以圖之 左丈

旋覆花包煎一錢 宣木瓜一錢 雲茯苓二錢 福橘絡皮各一錢 引[illegible]一錢

代赭石煅 三錢 黄玉金 一錢 白蔻花 五分 舒肝散 三錢 伏龍肝 一兩
製花半夏 一錢 川朴花 五分 炙蘇梗 八分

肝陽擾胃，胃中伏飲，脘腹串痛，嘈吐並見，食入返出，胸中懊憹難名，頭目眩暈，通身遍痛，起于客夏五月，復作于客冬，近來愈甚，脈象弦滑，再延防其土敗 朱姑娘〻宝甲午十二月初二日方

反胃噎嘈雜

雷州益智子（鹽水炒）一錢 雲茯神苓各三錢 開口吳萸一分 紫蘇莖八分 伏龍肝二兩（引）

四製於朮一錢 漢防己一錢 廣橘絡（鹽水炒）一錢 黃鬱金一錢

薑汁製半夏一錢半

噦吐愈而後作根蒂已深姑方再圖之（辛卯之梧州甲午月初七日方）

製半夏一錢半 煅赭石三錢 川貝母（去心）三錢 黃玉金一錢 伏龍肝二兩（引）

雅連頭（薑汁炒）一錢 雲茯苓一錢半 苦竹根（薑汁炒）三錢 紫蘇莖八分

淡干姜一分 茯姜霜老白三分 福橘絡三分鹽水炒

肝木橫逆尅脾犯胃胸次結痞噦吐並見煩熱內

焚甚則食入反出脈象沉細而滑再延防成反胃

弟病延六載根蒂過深非緩圖不可 趙右廿高郵甲午如月初八日方

姜汁製半夏一錢半 絡石藤三錢 黃玉金三錢 漢防己一錢 伏龍肝引五錢

遼參鬚三分 雲茯苓三錢 通絡散三錢 紫蘇莖一分

反胃噎膈類

鷄内金（焙）三錢　福橘絡皮（鹽水炒）七分

肝氣不降肺氣不升膺胸不開食入不運脈象細弦再延防入神思間病　方右五十六　莫秋庄甲午育初　七日方

薤白頭（酒洗）一錢　川貝母（去心）一錢　黃玉金一錢五分　蘇荳蔻（引）千槌木半年

生姜皮一錢　雲茯苓三錢　製半夏二錢　福橘絡皮（鹽水炒）一錢

滌飲散一錢　煆赭石三錢　蘇子一錢

肝陽擾胃膂瘦内伏胸脇脹痛嘈雜嘔吐並見甚

則食入反出居經七月脉象弦數再延防成反胃

趙大浜孝陳廿二甲午十月初九日方

薑汁製半夏錢半 川貝母去心二錢 紫蘇梗錢半 霜桑葉錢半 苦竹根錢半薑汁炒

瓜蔞霜去油七分 雲茯苓三錢 福橘絡錢半鹽水炒 粉丹皮錢半炒

雅連頭錢用吳萸湯製 黃玉金錢半

又胃[illegible]為[illegible]

肝氣不降肺氣不升氣与痰搏以致升降失常食入則阻脉象沉滑延久防入神思間病

仲大兄大江甲午二月十四日方

明天冬錢　北細辛蘆　北五味子六分　霜桑葉錢　引千槌木不斗

製半夏分　煅赭石分　淡干姜四分（二味同杵）　粉丹皮錢（陳）　鮮枇杷葉三片（去毛）

塊茯苓分　綠海粉分（水飛）　福橘絡皮分（鹽水炒）　杜阿膠分

辰姜霜壹錢炙、川貝母去心三錢

風邪襲肺宿飲上干胃失下行之順於是遍身痺

痛咳逆作噦穀食懶進脈象弦滑再防延其土敗

高二孔司甲午貳月十六日方

烏扇片一錢、米炙黃鬱金一錢炙蘇子一錢炙引鮮枇杷葉三片刷去毛

製半夏三錢雲茯苓神名一錢炙新會皮鹽水炒一錢川貝母三錢苦竹根姜汁炒四錢

冬瓜[illegible]

肝木乘脾濕痰內伏脘腹脹痛食入即吐脈象沉弦再延防成土敗 韓右司徒衙甲午如月十五日方

杏仁泥錢 乾姜霜五分（去油）

潼沙苑炙脂錢（包） 白蔻衣錢 橘絡（鹽水炒）錢 雲茯苓三錢 梭羅子一枚（打碎）

元胡索錢（酒炒） 金鈴子錢（打碎酒炒） 紫蘇梗錢 通絡散錢

川朴錢（姜汁炒） 姜製半夏錢 漢防己錢 炙雞金錢

肝木橫逆尅脾犯胃夜痛互結脘脹噦吐曾經帶

痛起於客秋九月脉象弦芤再延防成反胃

施左鹽城四十九甲午如月廿日方

姜汁半夏 福橘絡 錢半（鹽水炒） 遼參鬚 錢 于潛朮 半 伏龍肝 引

川鹿角 錢（麋角霜） 煅赭石 三錢 紫蘇梗 錢半 開口吳萸 五分

雲茯苓 三錢 昔加烏扇 錢半 黃玉金 錢

胃噎嗝類

肝氣不降，肺氣不升，升降失常，喉間不利，狀如物阻，已延一載，再延非宜。董右 六月 李宗庄甲午

明天冬 錢半 福橘絡 鹽水炒 錢 杜阿膠 冲服 錢 千搥木耳 鮮枇杷葉 去毛 三片

製半夏 錢 綠海粉 水飛 錢半 北細辛 五分 陳干姜 八分 青果 搥 磨汁冲

雲茯苓 錢 川貝母 去心 錢 煅礞石 錢 北五味子 八分 同搗

炙蘇葉 五分

肝膽之氣由胃系上升於喉，喉間不利，狀如物阻，
甚則作噦，脉象沉弦，再延防成反胃。周 郭家庄 卅姤
月初七日方

烏扇片八分 雲茯苓三錢 代赭石 鹽泥封煅 三錢 橘絡八分 [illegible]香引 伏龍肝五錢

製半夏三錢 炙蘇梗子錢半 黃鬱金錢半 厚朴花八分 姜汁 青果核一粒 磨汁冲服

川貝母 去心 三錢 綠海粉 水飛 錢半

血不養肝，肝之氣橫逆，尅脾犯胃，胸次結痞脹痛噦

醫案湯類

吐食入反出心悸頭旋天癸先期晝行脉象弦滑

再延防成反胃

姜汁製半夏錢半 雲茯苓三錢 漢防己錢 白蒺藜錢半 灶心土兩半引

遼參鬚錢 兩只吴萸炒錢 白蘇葉錢 鷄内金焙貳

通絡散錢 福橘絡殼各錢 袁擬〻冕泰州甲午年三月初七日方

肝氣犯胃〻失下行之順食入則吐已延四月之

久脉象沉弦而滑再延防成反胃 枇大腹 四十丈 姜家 疟邪

半夏姜汁製 钱半 雲茯苓 三钱 橘络盐水炒 钱 煅赭石 三钱 伏龍肝 一两

進参鬚 钱 雅連姜汁炒 钱 陈干姜水炮 钱 紫苏茎 钱 白蜂蜜 三钱

用長流水和勻揚之千遍煎藥

肝膽之氣由胃系上升於喉狀如物阻胸次結痞

起於寒冬產後脉象弦滑速當遠慎戒怒自可与

喉阻

反胃噎嗝類

葯餌兼施 李大嫂 廿四

明天冬二錢 植木 生皮 干姜炭 杜阿膠二錢（蛤粉炒）

製半夏二錢 雞內金炙（焙） 北五味子二分（合杵） 雲茯苓二錢

川百合心三錢 北細辛五分 綠海粉二錢 福橘絡各八分

蘇 對子（各錢） 煅赭石二錢 （引）鮮枇杷葉（去毛）二片

小產後肝氣乘胃凌肺痛咳嗽吐脈象沉弦再延

防戚反胃　李右　將宗庄　甲午四月十三日方

春柴胡（醋炒）一錢　雲茯苓三錢　黄玉金一錢　福橘絡（鹽水炒）一錢　鮮枇杷葉（去毛）二片

當歸身一錢　降香八分　廣二錢　粉甘草五分　紫菀茸三錢（蜜炙）　榧子仁三枚

杭白芍二錢　炙蘇壹一錢　苦桔梗一錢

肝鬱乘胃　飲邪內伏　胸中懊憹　噯吐　經遲帶下　脉象弦滑　起於産後　擬方兼服　尚可為力

許右　膠州衙內　甲午四月卅日方

反胃噎膈類

姜汁製半夏一錢 白蒺藜一錢 川貝母一錢去心 黃鬱金一錢 秫米一錢

四製香附一錢 雲茯苓神各一錢 烏飯子一錢 東蘇葉一錢 月月紅一朵

瓜蔞霜一錢去油 漢防己一錢 福橘絡一錢鹽水炒 甜瓜瓣四錢去衣

客秋肝氣犯胃，陽絡受戕，痰瘀互結，嘔吐並見，食入反出，甚則帶血。天癸三月不至，脈象弦芤，翻胃之漸，擬方以盡人力。

王姑娘 廿三 姜王莊 甲午五月初

首方

川鹿角六分（磨汁沖服）　黃鬱金錢　新絳八分　橘葉絡皮（葉脈子）錢　降香屑一錢

姜製半夏錢半　雲茯苓三錢　遼參鬚分　煅赭石三錢　白朮（土包）錢半

四製於朮木錢　旋覆花（包）錢

肝氣不降，肺氣不升，升降失常，氣爲痰搏，食入則阻，阻甚則嘔，脉象弦結，再延防入神思間病

歲在丙午三年寓桃月初三日方

反胃噎膈類

川天冬三錢 雲茯苓三錢 杜阿膠二錢（化服） 製半夏三錢 鮮枇杷葉三片（去毛）
炙蘇子錢半 北五味子五粒 川貝母三錢（去心） 福橘絡錢半（蜜水炙） 千捶木五錢
北細辛三分 淡干姜五分（同杵） 射干片一錢 黄玉金錢半
川百合錢半（去心） 煅赭石三錢 苦杏仁三錢（去皮尖）
肝胃不和，勞力傷絡，瘀痰互結，胸次悶痞脹痛，並見脉象沉弦，擬方徐圖之。
高懷兄 廿八歲 五月廿三日方

雞內金煨 真絡石藤三錢 黃玉金一錢 福橘絡薑水炒一錢 降香屑一錢

十大功勞三錢 雲茯苓三錢 漢防己二錢 兩異手一錢

旋覆花包一錢

四月初小產後赤白帶下脘腹脇脹按之有形脹

痛噯吐甚則食入反出脈象虛弦再延防其土敗

李大姐之子吳宗舍甲午四月初三日方

反胃噎嗝類

製半夏錢半　漢防己錢半　蘇莖一錢　白蒺藜三錢　陳皮　姜渣一錢
南沙參一錢　川杜仲一錢　雞內金炒二錢　福橘絡姜水炒一錢　伏龍肝一兩
通絡散一錢　實茯苓三錢

嘔吐調治已止　惟命陽不升　水飲停中　每見胸中
懊憹吞酸　漉漉有聲　少腹膨脹　得利而止　脈象沉
弦而細　擬方進商之　成壽翁　甲午八月廿一日方

製烏頭八分　五加皮二錢　白蔻衣八分　開口吳萸八分　烏飯葉八分
製半夏二錢　雲茯苓二錢　通絡散二錢　厚朴花八分　姜炒
廣橘絡八分　葉水炒　漢防己一錢
肝鬱犯脾，濕痰互結，上下不交，而膺象成脹痛，作
嘈，脉象弦滑，擬方徐圖之。二大：陶府甲午八月廿二日方
製半夏二錢　吳萸　金二錢　福橘絡八分　鹽水炒　白蔻衣二錢　陳姜渣一錢
及胃寧湯親

通絡散三錢　雲茯苓三錢　鷄内金三錢　漢防已三錢

紫蘇葉一錢五分　開口吳萸三分

肝氣犯胃凌肺，水飲停中，喉間不利，胸脇痹痛，天癸不一，心悸形疲，寒熱往來，脉象弦滑，再定防成反胃。

王令嬡　卅又　海安　甲午四月　冒方

薤白頭禮　煅赭石三錢　漢防已一錢　雲茯苓三錢　伏龍肝五錢

蘇梗 錢半 製半夏 錢半 福橘絡 鹽水炒 錢 川貝母 去心

瓜蔞皮 錢半 逐飲散 錢

肝氣犯胃水飲停中於是胸悶嘈吐脊筋時痛寒

熱互見經頻帶下心悸頭旋脈象弦滑症情多歧

擬方次第圖之 吳郡〻甲午冬月初五日方

姜汁製半夏 錢半 雲茯神 錢 福橘絡 鹽水炒 錢 東蘇壹 錢 降香屑 五分

反胃噎膈類

瀉飲散錢　漢防己錢半　黄鬱金錢　絡石藤錢(炒)　伏龍肝两半

旋覆花三錢(包)　新絳錢

肝旺膽寒脾土受傷濕痰互見上下不交而否象成脉象弦滑擬方錄圖之

製半夏三錢　雲茯苓三錢　福橘絡(薑水炒)錢半　雞内金(焙)三錢　秫米錢

雅連頭(薑汁炒)錢　麸炒枳殼錢　紫蘇梗錢半　白蔻衣半　黄玉金錢

淩乾姜 菴
參

丘賓堂賜教

膨脹臌脹類

肝木乘脾濕痰互結脘腹膨脹堅硬食入不運天癸不至已經半載脉象弦濇再延防其土敗

茯苓皮四錢　製於朮錢　章正散錢　福橘絡皮各錢　香橼皮錢
漢防己錢半　萊菔錢　白蔻衣五分　厚朴花錢　省頭草錢
[illegible]花　半夏錢　鷄內金貳

膨臌脹類

肺脾兩傷咳逆腫脹再延防成肺脹 吴大眼 乙未閏五月初六日方

雲茯苓三錢 鷄内金炒 真五味子五粒 金沸草同煎 福橘絡八分 葉子吞行 鮮枇杷葉去毛

野於术水炒 枳殼水炒 漢防己八分 銀蝴蝶千 黄蘗 金衣 冬瓜皮三錢

製半夏三錢 炮姜炭 腹皮絨三錢 洗

三月天癸不調或先或後氣血凝滯水濕流連少腹膨脹而大脉象弦濇再延防成脹滿 許大眼 乙未巧月春日方

茯苓皮四錢 五加皮三錢 川厚朴一錢 新會皮鹽水炒一錢 元皮三錢
漢防己二錢 製半夏二錢 蘇薑一錢 滌飲散三錢 冬瓜皮一兩
熟附塊二錢 腹皮絨錢半
淡蔻加味附子二錢 皮吳于三錢

肝木乘脾，濕痰內伏，氣機不暢，於是脘腹膨脹，足跗時腫，夜半方解，足見陽虛也。脈象沉細遲，當自

膨臌脹類

開懷抱方可冉為並功 陶大兄烟客年三乙未巧月廿三日方

製半夏錢 雲茯苓錢 福橘絡五分 熟附片錢 淡姜渣錢

川朴花錢 滁飲散 亥漢防己錢 雞內金錢 秫米一錢

白蔻花錢 炙蘇梗錢 絡石藤錢 瓜蔞霜錢

肝木乘脾濕瘀困中於是少腹膨脹而大脈象弦

沉而濇再延防其土敗 吳本城 丙申初九日方

鷄屎白一升　用夏布包盛入瓶內浸百花酒五斤瓶

口封固煮線香一炷香每日晚間用三

兩澄清加海南子亦川厚朴〔薑汁炒〕亦檳木瓜

亦研細末和入酒中燉溫飲之晚服

末為廿一付

火不生土木來侮土〻不制水泛〻溢三焦於是面

膨脹形款

浮腫腔脘腹膨大上吐下利胸次結痞懊憹呃逆
氣短似喘不能安卧脉象沉细如絲謹防腫肺脹
致變難方獲效乃吉 王孫琊二
蓮心 麦冬姜汁拌 生 粳米百粒
用河水煎湯去渣送黑錫丹叁
肝木乘脾水濕内伏脘腹膨大面浮腫腔穀食減

少腹來往細有土敗之漸擬方徐圖之　古港
茯苓皮　半　雞內金　真皮　干姜　錢　[illegible]　冬（引）瓜皮　錢
漢防己　錢　熟附片　錢　通絡散　錢　大腹皮　錢
制石半夏　錢　炒厚朴　錢　福橘絡　錢（蓮子　錢）　炒枳殼　錢

脾氣橫逆尅脾犯肺濕痰困中於是咳吐痰涎胸
膈膨脹（脉）往滑根蒂已深非緩圖不可　戒塵和尚　樊川
丁酉四月十六日方

膨脹脉類

野於术一錢（枳殼元炒） 漢防己一錢 淡干姜五粒 紫蘇葉八分 大檳榔一錢（引）

製半夏一錢 茯苓皮八分 北五味子四分（合杵） 黃玉金八分

陳廣殼 大腹皮一錢 福橘絡八分（鹽水炒）

臨前腫脹延及產後三月間脘腹漸大近來腹大如鼓穀食減少脈象沉弦而濇謹防水溢高原致成肺脹之變擬方獲效乃吉

黃右 南壽莊 丁酉五月二十日方

茯苓皮　半夏　丹參　冬（姜汁）子　老木香　炙建澤瀉　冬瓜皮　羣

南沙參　炙桑葉皮　茯　西砂仁　炙桔　豬苓　茯

野於术（青）炙　川桂枝（老樟皮）茯　川朴花　茯　腹皮　綫（陳）皮

姜製半夏　新會皮（鹽炒）半

肝木侮土有氣蠱之漸　鄒右　六十　甲午正月廿八日方

茯苓皮　半製乳皮（各）炙通絡散　炙黃蘗　金斛（引）蘇梗皮　茯

臌脹脹類

漢防己三錢　紫朴一錢姜炒　雞內金焙　真旋覆花包二錢　海浮石三錢

炙附子一錢鹽水炒　台烏藥一錢鹽水炒　新會皮錢半　冬瓜皮兩

腹皮絨二錢洗　製半夏二錢　鹽附片八分

月前肝木乘脾，脘腹膨大，穀食懶進，脈象沉弦而

損及氣臟之虞，擬方以奏分

劉達翁　四十七　下擶　甲午年春月初四日方

茯苓皮 半 川桂枝 去粗皮 炙 熟附片 大腹皮 絨洗 冬瓜皮

木防己 八分 製半夏 半 雞內金 焙 眞逐飯散 要六元皮 炙

川厚朴 薑汁 炙 紫蘇梗 桑梓 炙 炙附米 醋炒 福橘絡 鹽水炒 炙

肝木侮土，氣與痰搏，脘腹膨大，脉象沉細，有氣臌之虞，擬方以盡人力

陸四兄 東台 甲午二月十日方

茯苓皮 半夏 附米 醋炒 炙蘇梗 炙 川朴 薑汁引 炙 陳香櫞皮 炙

斷臌特效

新會皮鹽水炒一錢　製半夏一錢　巴豆衣三分　滌飲散三錢
漢防己一錢　腹皮絨洗三錢　熟附子八分　黃玉金三錢
肝木乘脾，濕痰內伏，少腹膨大脹痛，並見脈象沉
細，再延防微單腹。單音丹，單音善，不可不分，若身寫一點宜矣
四方○　陳左　單　黃皮　甲午八月廿日方
茯苓皮一錢五分　蘇梗一錢　福橘絡鹽水炒一錢　通絡散三錢　引皮姜渣三錢
製半夏一錢　川朴花一錢姜汁炒　五加皮三錢　腹皮絨洗三錢　陳元皮四錢

白蔻衣五分 漢防己一錢 雞內金（炙） 真熟附片八分 冬瓜皮一兩

肺脾兩傷，濕痰內困，於是咳喘面浮，肢腫，少腹膨脹，穀食減少，脈象細滑，兩經再延，防成脹滿。（附左太平州）

紫石英三錢（鹽泥封煅） 川貝母（去心）二錢 廣穀芽三錢（生熟各） 福橘絡（鹽水炒）八分 陳萋渣一錢

野於朮一錢 雞內金（炙） 真五味子（五粒）（用炮薑炭同杵） 炙金炙

漢防己八分 雲茯苓三錢 製半夏一錢 省頭草一錢

膨脹附類

客秋九月調治氣臌已經大愈惜未接調法所節
誤服峻利劑隨即臌大当此春末秉候有此反覆殊難
着手擬方再為力圖獲效乃吉 王宝四年寅甲午 三月廿日方

肉桂子分 漢防己分 製半夏分 白蔻衣分 冬瓜皮丹
炙附米分醋 蘇根分 茯苓皮錢 厚朴花錢姜汁 陳香元皮分
熟附片錢 五加皮分 腹皮絨錢 雞內金焙 真

胎前患痢產後便溏加以木乘于脾胃水飲停中遂令胸痞噯噫作嘈少腹膨大食少神疲脉象弦滑再延防成脹滿和大脾胃青方

製朴半夏麯 絡石藤鮮錢 雞內金焙 真雲茯苓神各錢 秫米錢

四製於朮錢 鹽附片錢 福橘絡皮各錢 漢防己分 煨姜渣錢

開口吳萸錢 煨葛根分

[illegible]

服方後膨脹未作而有氣短似喘擬方再覌一步

製半夏一钱　雲茯神苓各三钱　炮姜五分　漢防己八分　佩蘭葉一钱

北製於术一钱　益智子（鹽水炒）一钱　福橘络（鹽水炒）八分　開口吴茱萸　陳姜渣钱

熟附片八分　雞内金（焙）一具　白豆蔻（打碎後下）一粒　络石藤钱　成寿翁汇水甲午

四月廿三日方

腿痛稍减而胸中懊憹少腹膨脹眠食不安脉象

弦數擬方兼圖之

木防已　川厚朴　花苓錢　赤山梔皮（炒）錢　香竹根（黑炒）　秫秫米錢
瓜蔞霜錢　雲茯神（拌）錢　製半夏錢　福橘絡（鹽水炒）錢　陳香元皮錢
腹皮絨錢　紫蘇梗錢　桑上寄生四　五加皮錢

勞力傷絡，氣血皆痹，肝脾不和，濕痰內伏，非是歟
逆頻仍，曾經吐痹，便痹，脘左成痞，脘腹膨脹，面浮
肢腫，食少神倦，脉象弦數，再延防其土敗

膨臌附錄

姜右四八大園甲午五月初九日方

旋覆花三錢 雲茯苓三錢 苦桔梗二錢 粉甘草一錢 枇杷葉三片

紫石英三錢 炮姜八分 橘皮絡各一錢 新絳八分 海浮石三錢

製半夏二錢 北五味子四粒（合杵） 川貝母三錢（去心） 冬瓜皮三錢 雞内金三錢（焙）

氣嗽三載，愈而復作，脈象沉弦，再延防成喘脹。

羅右四十四周薛莊甲午七月十一日方

炙附朮(錢)為鬼箭羽分熟附片分厚朴花(姜汁炒)五分香櫞皮為

製半夏卄茯苓皮四五加皮為製乳沒(各)錢冬瓜皮兩

漢防己卄紫蘇莖茶通絡散大腹皮錢(水洗)

外服　濟生腎氣丸卄禹糧丸系小積丸卄三味三早

輪服

肝木乘脾肺氣亦傷於是咳逆腫脹已延三載脉

膨嗽脹數

象沉経再延防其土敗　叟右周薛莊四九甲午四月十二日方

赤苓钱半　桔猪苓一钱　炙桑皮一钱　製半夏钱半　建澤瀉一钱

南沙参三钱　腹皮絨三钱洗　姜汁炒麥冬三钱　留白陳皮八分鹽水炒　鮮桔葉三片

煨木瓜一钱　西砂仁研一钱　炙甘草三分　杏仁泥三钱　冬瓜皮四钱

野於术土炒一钱　漢防己八分　冬瓜仁四钱

腫脹漸平胃氣未甦擬方以圖進步

姜汁製半夏錢　漢防己錢　五加皮三錢　炒蘇梗一錢　陳廣元皮三錢
九製於朮三錢　茯苓皮錢　晚蠶砂三錢　冬瓜皮一兩　秫米三錢
雞內金（焙）三錢　熟附片一錢　福橘絡（鹽水炒）一錢　省頭草錢　厚朴花（薑汁炒）八分
川萆薢（鹽水炒）錢

胎前咳喘，延及產後，陽絡受戕，胃經失血，水飲內
伏，肺脾交傷，又加腹脹如懷妊足月，時穀食懶進，

喘嗽防變

脈象細而滑謹防水溢高原釀成肺脹生變擬方

複效乃吉

雲茯苓三錢 南沙參三錢 川桂枝八分去粗皮 建澤瀉一錢 鮮枇杷葉三片

野於朮一錢去蘆 製半夏二錢 西砂仁八分 結豬苓一錢 冬瓜仁四錢

姜汁炒麥冬二錢 吳萸 桑白皮二錢 福橘絡蜜水炙一錢 老山木香煨六分

肝木乘脾濕痰互結胸痞脹痛脘腹膨大飲食減

少腹脈象沉弦再延有中滿之虞 黄小黄莊四十二甲午 五月廿二日方

漢防己一錢 福橘絡皮(薑水炒)八分 熟附片八分 白蔻衣八分 陳香櫞皮一錢

四製香附 於术一錢 砂仁殼五分 雞內金(焙) 真製半夏一錢 冬瓜皮一錢

川朴花五分 開口吳萸三分 茯苓皮一錢 大腹皮一錢(洗)

泄瀉後脾陽不振水氣停中脘腹膨大如臌穀食懶進脈象弦細水臌之漸擬方以盡人力

膨臌洪款

林右三望甲午六月十七日方

茯苓皮四錢 五加皮三錢 大腹皮錢半洗 製半夏二錢 冬瓜皮四錢

製烏藥一錢 漢防己三錢 建澤瀉一錢 蘇梗一錢 陳木元皮一錢

四製於朮錢半 滑楊衛皮一錢 申刻服

另用

雞屎白酒和厚朴散服

案立前方多酌明哲 陳左 子寅氏甲午五月初十日方

豬苓 附子 通絡散 錢半 薑黃 腹皮 錢半 陳廣皮 錢 引

茯苓皮 半 川朴 錢五 五加皮 錢 鹽附片 錢 冬瓜皮 錢半

漢防己 半 製半夏 半 橘絡 錢 佛手 錢 薑黃片 製乳沒 各 錢 右

又服

雞屎白一升用青布包裹大磁瓶內浸百花酒五斤

劉獻階錄

瓶口用皮紙封好完隔水煮一炷香爲度每服三
兩取麯渣澄清以用老木香京川朴砂錢海南子
錢共研末和入酒内飲之末藥

水飲傷於脾肺咳喘在先腫脹在後脉象弦濇再
延防其土敗　曹大兄湘望甲午十月初六日方

茯苓皮錢半　煨木香錢　川桂枝錢（去粗皮）　炙甘草錢　福橘核錢（鹽水炒）

南沙參三錢 西砂仁錢 姜汁麥冬錢 建澤瀉錢 冬瓜皮四錢

野於朮（土炒）錢 製半夏錢 桑白皮 苦桔梗 豬苓錢 鮮枇杷葉三片（去毛）

[illegible]

腹痛類

氣滯寒凝少腹作痛膽虛護疼筋惕肉瞤脈象弦

緊擬方力圖之 作客汜水乙未八月廿日方

選上肉桂六分 切片同煎 煨白芍 紫蘇 法半夏三錢 秫、米各

雲茯苓 茯神各三錢 炙甘草三錢 福橘絡 絲瓜絡各錢 河水煎

淋濁類

小溲淋痛 乙未臘月十一日方

石葦錢 西琥珀另研沖服 車前子包煎錢 杭白芍三錢 燈心草三錢 引

淨歸身錢 雲茯苓三錢 益元散三錢 福橘絡皮鹽水炒錢

春柴胡炒錢 炒山梔子錢

膀胱之氣不化淋濁無形有瘀閉之處 朱大兄臘月十一日方

淋濁類

研細末用米飯為丸先服

安邊上肉桂五分　川黄柏鹽水炒一錢　建澤瀉鹽水炒一錢　盤龍草三錢引

川知母鹽水炒二錢　雲茯苓三錢　結豬苓二錢

八年前由肝膽濕熱移於膀胱致成淋症久則膀胱之氣不化客正月稍癃閉數日近腎氣不充正虛下陷欲溲而不得不欲溲而不固脉象沉細而滑根蒂已深非緩圖不可　硯園翁金陵乙未如月初旬方

益智仁二錢 蘇梗二錢 野於术一錢 薯蕷二錢

黄耆二錢炙 雲茯苓、神各叁錢 當白陳皮錢 水炙柴胡錢

東洋參叁錢 綠升麻錢 炮姜炭錢 炙甘草錢

安邊桂二錢 熟附片五

肝膽濕熱下移膀胱致成淋症陽絡受戕曾經帶

血剎下吸受外風肺太陰肅之權脉象細數治宜

帶淋

先肅上焦　吴二の高郵乙四月初七日方

銀蝴蝶本　苦桔梗丢　信前胡木丢　炙甘草丢　鮮枇杷葉三片去毛引

粉丹皮丢　川貝母去心本　黄玉金丢　福橘絡丢　藕節三枚

霜桑葉分　瓜蔞霜分去油　大紅寶珠茶乙分

淋痛已經三載　再延防成癃閉　劉大兄四十大港甲午十一月初七日方

東洋參本　肉桂心丢研細末用飯米為丸　福橘絡鹽水炒　米野花木去丢　灯心草三尺引

水炙升麻錢 雲茯苓三錢 童便製附片五分 甘草梢炙錢

炒柴胡錢 當歸身二錢 嫩黄耆水炙三錢

陰絡受戕，少腹作痛，小溲淋血而痛，時帶白濁，穀

食減少，脉象細滑，已延三載，根蒂已深，非𠋫圖不

可。薛大兄薛家舍甥 甲午如月廿日方

大小薊根各錢半 福橘絡鹽水炒錢 旋覆花包錢 金錢木通半 新絳錢

淋濁散

生蒲黃三錢 當歸鬚三錢 晚蠶砂三錢 益元散三錢 降香屑二錢

人參三分磨冲服 錢 沙蒺藜子 条黃芩 玉金三錢 川萆薢五錢 藕節炒炭二枚

燈心草三錢

濕毒淋於小腸致成淋濁，肝火灼肺間有咳血，久

則防成勞淋 徐 左 鹽城 甲午上巳日方

元武版 丹 晚蠶砂三錢 霜桑葉三錢 益元散三錢 引 灯心草三錢

珍珠母鹽泥封煅丹 雲茯神三錢 粉丹皮錢半 淡鹽車前子錢

紫菀茸三錢蜜炙 福橘絡八分鹽水炒 川萆薢三錢鹽水炒 水飛辰砂衣

肝脾不和濕熱下注膀胱以致血淋不止脘腹膨

脹而痛寒熱往來食少神疲脉象虛弦病情夹雜

擬方次第圖之

小薊根三錢 益元散三錢 川萆薢鹽水炒三錢 赤茯苓三錢 淡竹葉廿片

洪陽類

西當歸身一錢酒炒　杭白芍一錢半炒　人參三七分磨汁沖服　福橘絡八分鹽水炒　藕節二枚水洗

春柴胡八分炒　山梔子一錢　晚蠶砂八分　車前子三錢包煎　燈心草一束

淋屬肝膽，濁屬心腎，淋濁互見，陰絡亦傷，已延半

載，有奇脈衆經，數非護圖不可。蔡兄至室庚甲午青

初四日方

石葦八分　水蘇葉八分　炒山梔子一錢　小薊根八分　益元散三錢

葛花八分　川萆薢八分　車前子一錢　福橘絡鹽水炒八分　藕節二枚

净歸身酒炒二錢　雲茯神去木二錢　煅赭石三錢　杭白芍三錢　陳竹葉二片

照前方

遺滑精類

先後天不足陽絡受戕胃經失血相火時動陽氣不振於是夢遺陽虛脫肛帶紅脉象弦數而滑擬方善圖之 李大兄寶應 先丙申冬月初六日方

抱木茯神（硃拌）三錢 西洋參一錢 霜桑葉八分 甘草梢（水炙）五分 秫秫米（引）三錢

製半夏一錢、福橘絡（鹽水拌）一錢 粉丹皮（炒）一錢 苦竹根（姜汁拌）一錢 合歡皮一分

遺滑精類

張姜霜（書）半　夜交藤半

相火有餘失則腎氣不固於是由遺而滑心悸形

旋諸塞畢集脉象濡弦而滑擬方徐圖之

仲大兄大人甲午臘月初旬方

夜交藤半　雲茯苓三錢　莫芝蓮三錢　金櫻子（去毛）三錢　苦竹根条（姜汁）

柏子仁霜三錢　粉丹皮（酒炒）三錢　甘草精（炙）　福橘絡（葉拌炒）条　蓮子心三錢

製半夏一錢　酸棗仁三錢（炒研）　遠志肉八分（米泡）　乘薑霜（去白）桑錢下　木香一錢

霜桑葉一錢

遠楷楼款

痔漏類

濕熱下注大腸肛右成漏起於冬月脈象細數再

延防怯 訓右仁堰卅甲午嘉月十五日方

炮山甲尖 西洋參錢 雲茯苓錢 冬瓜仁錢半 皂角子七枚

淨歸身錢炒 炙豬蹄甲錢 炙甘草分 福橘絡錢鹽水炒

杭白芍錢 胡黃連分炒

唐國穀

疝氣類

飲邪射肺咳逆氣促水氣留連厥陰發成水疝脉象弦滑証勢多歧擬方兼圖之 查大兄 五十二 丙申九月 廿百方

漢防己一錢 雲茯苓三錢 烏扇花八分 滑石藤三錢 葫子榛廿粒 引長上燈膽製赤碎

宣木瓜一錢 福橘核三錢絡一錢皮各錢 黃玉金三錢 北五味子五粒

熟附片三錢 逐飲散二錢 製半夏三錢 炮姜一錢 二味合搗

肺氣胃氣皆虛肺則咳逆肝旺氣虛甚則左畢下

隱隱中時痛脉象虛弦擬方兼圖之 錢藏兄 建陽丙

三月廿日方

紫菀茸 錢半 蜜炙 太子參 三錢 炙甘草 八分 綠升麻 三分 炙 枇杷葉 三片 去毛 蜜炙

福橘皮 八分 茯苓 三錢 鹽水炒 荷蒂 錢半 煨白芍 錢半 水炒 柴胡 八分 鱉血拌炒 錢半

野於术 二錢 土炒 蘇梗 錢半 淨歸身 二錢 雲茯苓 三錢

虛症久矣飲已經年餘脉象弦滑擬方緩圖之

恃古兄沙溝丙申四月初七日方

大沙參三錢 熟附片八分 雲茯苓三錢 製半夏三錢 荔枝核九粒（火上焙研）

野於朮三錢（土炒） 逐飲散三錢 福橘核錢（鹽水炒香） 小茴香錢（鹽水炒）

荷嵐參三錢（炙） 綠升麻錢（炙） 水一盅煎服

清陽不升濁陰下陷腎氣不充精關不固二陰者

墜脹象經滑人虛證塞擬方兼顧之 六日方

貢承翁 辛巳冬月

癸亥歲錄

金櫻子三錢　漢防己一錢　雞內金焙　真雲茯神三錢　舊蒸籠繩一尺洗切碎

炒山藥　鹿參三錢　米水炒　笭　剪芡實三錢　福橘絡一錢鹽水炒

九製於朮一錢　上肉桂研末米飯為丸先服　蜜炙升麻一錢　製半夏一錢

子癰

寒痰化熱　有作子癰之象　擬方速解為要　張相公廿二　月廿日方

龍膽草一錢　漢防己一錢　赤茯苓三錢　錦莊黃炒一錢　荔子核引九枚　炙上焙研製打碎

春柴胡一錢　福橘核錢半　粉甘草一錢　建澤瀉一錢

中醫古籍稀見稿抄本輯刊

山梔子抄本隨抄醫案本

鹿氣款

脚氣類

案云前方脚氣四載服為稍輕惜未據調撥方再

商之 謝右先乚 巧月廿四方

木防已（酒炒）錢 絡石藤錢 川桂枝錢 通絡散錢 延胡錢

雲茯苓（用乳拌）錢 肉桂子錢 福橘絡（鹽水炒）錢 熟附片錢

宣木瓜（酒炒）錢 製半夏錢

脚氣八載即類傷寒症也乃寒濕襲於奇經之陰陽蹻也每至夏令即作自客冬肝火灼肺乾咳無度內熱薰灼陽絡受戕胃經失血食少神瘦脉象弦數上熱下寒上虛下實症勢兩歧法难兼顧於方次第圖之　嫂夫人鑒　歲甲午五月十一日方

苦桔梗　炙川貝母去心錢　黃玉金　炙杭白芍去方錢　枇杷葉錢去毛

淨歸身錢半　雲茯神錢半　炙黃芪　甘草　炙遠志　橘絡錢半　柏子仁　荔枝打碎

鱉血炒柴胡　紫菀茸蜜炙

御米殼

痹痛類

相火有餘耗肉不固肝腎不足飲邪入絡兩腿痹痛脈象沉弦而細擬方力圖之 任大兄乙丑青望日方

海風藤錢 遼上肉桂錢 研細末合飯米為丸空腹下 絡石藤錢 川續斷一錢 油松節一錢 引

熟附片錢 製乳沒各錢 陳膏 路路通一錢 滿格絛錢 薑水炒 走馬胎膏一錢 沖服

漢防己一錢 製半夏錢 通絡散錢 川木瓜一錢

痹痛類

[illegible]肝火夾痰所致風熱濕相搏致成行痺
[illegible]柶煎治之不易換方徐圖
粉生山元參錢金毛狗脊川貝母去心錢白海[illegible][illegible]
白蒺藜錢赤茯苓錢薏苡仁四錢甜瓜子錢蒲[illegible]之衣

遺精

由着痺而為行痺延及年餘肝腎不足相火有餘
督脈空虛於是遺滑腰脊行痛環跳亦然脈象弦

沉疴之証易撥方徐靈胎之法和月黃白方

金毛狗脊姜汁 鹿角霜本 川續斷姜汁 各杜仲鹽水引 走馬胎 骨茅冲服

宣木瓜酒炒 雲茯神姜汁各 路路通 不餘石斛 衛生膏本冲服

首烏藤半 漢防己本 福桔徽姜汁各 金銀皮本

風寒濕襲於形軀半表半裏之間遊行作痛痛處

拯腥是屬行痺撥宣痺法

痺痛類

苦杏仁　漢防己　甜瓜子　海桐皮　大豆黄卷
薏苡仁　片姜黄　方通草　赤茯苓　嫩桑枝
飛滑石　福橘絡　晚蠶沙　製半夏　絲瓜絡
炒山梔

龜背類

先後天不足肝腎兩虛督脉陰陽蹻皆傷以致兩腿軟痿腰脊引痛加以肺脾兩虛飲邪上干遂令咳喘膨脹脉象弦滑而數再延防成龜背

孫右公丙正月初八日方

烏扇錢炙紫菀茸二錢北五味子五粒川貝母去心三錢鮮枇杷葉去毛刷三片

龜背類

鬱花半夏錢 雲茯苓三錢 炮姜錢（小味皆入末） 象貝錢 條石膏錢 桑寄生四錢

苦杏仁三錢（去皮尖） [illegible]錢（[illegible]） 粉甘草錢 烏飯葉五

安邊桂錢（研末米飯為丸先服下）

另服衛生膏（五錢） 六付與節間服

昭陽趙海仙先生脉案遺稿之一

昭陽趙海仙先生脉案遺稿 下

虞庭錄

昭陽趙海仙先生脉案遺稿卷之二

玉帶堂筱雲氏手錄

鬱熱痰痫類

肝膽不和心腎不交鬱痰内擾神明於是多疑善怯多思善慮懊憹難名夢寐不安脉象弦滑速當打破疑團自可漸入佳境（勝翊〻六十小溪乙未四月六日方）

鬱熱痰痫類

首烏藤四錢　苦竹根四錢　漢防己三錢　秋桑霜葉三錢　秫々米三錢

逍遙散三錢　製半夏三錢　黃玉金三錢　紫蘇莖二錢　合歡皮三錢

抱木茯神朱拌三錢　福橘絡鹽水炙二錢

驚恐傷膽抑鬱傷肝鬱痰擾亂神明甚則犯於心

胞脈象沉弦而滑已延一月之久擬方緩圖之

惇左四十直隸乙未四月廿七日方

黄芩金錢 白蘇梗錢 白蒺藜二錢（去刺） 明天麻錢（青） 荷葉筋四

軟白薇錢 抱木茯神二錢 章正散二錢 逐飲散錢

炙姜霜（青曲） 二製半夏錢 酒梔（黄炒） 錢 姜竹根錢（姜汁）

姜黄巳久加以鬱痰擾亂神明久則防顛

此方猿卅指家集甲午六月共日方

太子參錢 雲茯苓二 製半夏二 陳小蘇梗錢 通絡散錢

曾盛炎稿款

野於术（枳殼炒）錢半 漢防己 錢 製南星 錢 福橘絡（鹽水炒）錢 雲玉金 錢

省頭草 錢 白蔻殼 錢

肝旺膽虛，膚疾內擾，天癸先期，是有一月三二至

者，脈象弦滑而數，擬方徐圖之。歲次乙未四月甚日方

天仙藤（炒）錢半 白蝴蝶 錢半 漢防己 錢 四製香附 錢 福橘絡（鹽水炒）錢

製半夏 錢 雲茯苓神（各）錢 辰基霜（青鹽）錢 黃玉金 錢 金橘葉 錢

鷄内金炙三錢

肝旺膽虛脾痰伏胃填懷脘痛夢寐不安前冬調治已愈刻下因勞而作擬方再圖之七日方 男右泡水乙未五月十

梭羅子炒 二錢 製半夏 一錢 逐飲散 三錢 福橘核 鹽水炒 三錢 降香屑 一錢

粉丹皮炒 二錢 雲茯苓神各 三錢 黄鬱金 二錢 蘇莖 一錢 苦竹根 四錢

柏子霜 二錢 霜桑葉 二錢 漢防己 一錢

黄疸痰痛類

十四年前即患痰飲咳逆至冬即作愈時或遲或早自五月間驚恐傷膽抑鬱傷肝思慮傷脾脅痰内擾神明多疑善怯室中如聞人聲神思恍惚變幻無常脉象弦滑此症戒怒远煩自開懷抱打破疑團不難与藥餌兼濟

修育兄三四庚戌子月十一日方

活靈磁石（鹽泥封煅）三錢　黄玉金錢半　粉丹皮（炒）錢半　福橘絡（鹽水炒）八分　苦竹根（姜汁[illegible]）

抱木茯神硃衣三錢　碧石半夏一錢半　原蘇莖八分　秫米一錢　燈心草一束

辰薑霜八分　川貝母去心三錢　首烏藤三錢

並服六味溫膽丸二錢　局方四七丸一錢　每服一付　開

水送下

驚癇客穢調治漸次而愈今春惜未接調夏至前

後作肝膽不和鬱痰內伏甚則犯乎心胞脈象沉

肯盦療癇類

細而滑梹方再圖之（以下光廿一乙未閏五月初六日方）

老蘇梗（半生半炒）一錢　陳膽星（沖服）五分　抱木茯神三錢　醋半夏二錢　苦竹根（姜汁炒）二錢

瓜蔞霜（去油布包）二錢　黃玉金二錢　福橘絡（鹽水炒）一錢　炙蘇莖一錢　秋[illegible]米二錢

川貝母（去心）三錢　章　六一散三錢

脈體不和，勞疲內伏，脹痛嘔吐，陰分不足，內熱頻

來，心悸頭旋，諸虛畢集，上年曾經小產三次，時形

帶下脉象虚弦而數病情夹雜擬方次第商之

右方據本城乙未閏五月廿日方

製半夏 錢半 紫蘇莖 一錢 粉丹皮 錢半 黃玉金 錢半 苦竹根 二錢

瓜蔞霜 八分 去油 雲茯苓 神 各錢半 福橘皮 絡 鹽水炒 各八分 霜桑葉 錢半

夜交藤 半 滌飲散 二錢

黃益齋病類

肝旺膽虛膏痰內伏胸次不開善怯多疑夢寐不

安脈象沉弦而滑擬方善圖自可漸入佳境

知覺已 己未巧月廿日方

抱木茯神 三錢 製半夏 一錢五分 廣橘絡 一錢 川貝母 三錢 通絡散 三分

炮姜霜 五分 上海 雞內金 一錢五分 蘇梗 八分 白蔻花 五分 引 秫米 五分

漢防己 本

驚恐傷膽抑鬱傷肝肝膽痰內犯心胞致成癇

症脉象细滑根蒂已深换方善图自可渐入佳境

来寿兄二十四诊光绪乙未阳月廿七日方

香紫苏半生半熟炒一钱　黄玉金一钱　化橘红盐炒一钱　竹节白附子一钱　引苦竹根姜汁炒一钱

荆芥穗半生半熟炒八分　抱木茯神三钱　通络散三钱　白殭蚕一钱半　秫秫米三钱

制半夏三钱　水姜霜青一钱　汉防己一钱　炙全蝎一支

寿痰蕴于肝胆甚则犯于心胞致成欺証脉象弦

常熟虞颖敬

滑樵方力圖之鄭令郎 二五大港 丙申蠶月十六日方

黃玉金一錢 鮮蘇葉七分 逐飲散三錢 瓜蔞霜（去油）一錢 苦竹根（薑汁炒）三錢

抱木茯神二錢 漢防己一錢 製南星八分 廣橘紅（鹽炙）一錢

製半夏二錢 白蒺藜三錢

舊痰 丁酉四月十四日方

雲茯神二錢 鮮蘇梗一錢 瓜蔞霜（去油）一錢 白蒺藜（去刺）一錢 秫秫米一錢

製半夏二錢 新會皮鹽水一錢 漢防己八分 首烏藤三錢

濉飲散二錢

驚嚇傷膽 痰擾亂心胞 於是語言錯哭笑無

困甚則不知人事 脈象浮滑 再延防成顛証

梁相公十八 西安丰甲午十二月初七日方

黃玉金二錢 化橘紅鹽水一錢 紫蘇莖二錢 逐飲散二錢 引 秫秫米二錢

[illegible]

抱木茯神 辛 水姜霜 炙 川貝母 去 辛 製南星 保 灯心灰 彖

製半夏 炙 鷄心胞 焙 真 漢防己 分 絡石藤 馬 叁

吐利

肝膽不和脾腎交傷鬱痰内伏天癸産後六載未

至症屬驚癎上吐下利脉象沉細兩滑擬方緩圖

可也 李右 秦南倉 甲午 如月 十五日 方

製半夏 五 竹節白附子 姜汁炒 五 滌飲散 炙 鹽附片 玄 絲瓜絡 炙

製南星一錢 炙殭蠶三錢 漢防己八分 福橘絡五分 伏龍肝一兩

軟白薇一錢 炙全蝎一錢 塊茯苓四錢 黃玉金二錢

紫蘇莖一錢 絡石藤三錢

痰凝肝膽漸迷心胞目成癇症起於週歲不能言語神識不清脈象弦滑擬方速圖之 劉心保寧寅甲午上巳日方

春柴胡一錢 雲茯苓三錢 炙全蠍五分 福橘絡五分 通絡散一錢

靜益齋兩敷

製半夏錢 雙鉤藤鉤錢 黃玉金錢 漢防己八分 炙殭蠶錢

竹茹 白附子錢 絡石藤錢 瓜蔞霜錢 製南星錢 引 苦竹根錢

肝旺膽虛痰飲擾亂神明遂令心腎不交寤難成寐胸中時覺懊憹得食則安胃虛蓄飲也兩脇時痛肝氣橫逆肝脈循于兩脇也多疑善怯每懸善寤想大非非夢寐顛倒膽家蘊痰也脈象沉弦细

黄益齋病案

向有痰飲咳喘甚則痰迷心胞神識不清言語舛

夜交藤四錢 川貝母三錢 蜜炙蘇梗一錢 林林末三錢

抱木茯神三錢 法半夏二錢 柏子仁霜二錢 苦竹根一錢 薑汁拌

活靈磁石鹽泥封煅三錢 旋覆花絹包二錢 廣橘絡紅鹽水炒各一錢 粉甘草一錢 引 合歡皮三錢

而愈 甲午清和月十八日方

滑體客痰窒礙然能於打破疑團撥方善圖不難

錯脈象弦滑根蒂已深搭方力圖之

雲茯神三錢　瓜蔞霜二錢　製半夏二錢　川貝母三錢　燈心炭一錢

製於朮一錢　化橘紅一錢　漢防己一錢五分　藕莖五分　雞心胞一具

製南星八分

肝旺膽虛胸中懊憹難名多疑善怯面浮肢腫脈

象弦細而滑速當打破疑團自可與藥俱益功

戊少爺甲午百廿日方

抱木茯神三錢 穀芽（生熟各）三錢 紫蘇梗（炙）八分 玉金一錢 冬瓜皮三錢

瓜蔞霜（姜汁拌炒）半製朱皮一錢 白蔻衣一錢 五加皮一錢 秫秫米一錢

鷄內金（焙）一錢 福橘絡（生炒各）八分 苦竹根兩（姜汁炒）

抑鬱動肝，驚恐傷膽，鬱痰內擾，神明致成驚癇，已

延三載，夫癸逾期，脈象沉弦而滑，治之不易，擬方

鬱逆痰癇症

緩緩圖之 方右卅东台

桂木茯神三錢 黃玉金一錢 白蒺藜三錢（去刺） 真蘇子一錢 藿葉錢半

牽正散三錢 製南星一錢 漢防己八分 福橘絡八分（鹽水炒）

淡姜霜（去油） 本製半夏 雲茯苓三錢 灘飲散五

因二歲即患驚癇 舌闌不轉 神識不清 脈象弦滑

根蒂已深 勢難恢復 擬方力圖之

鍾右公十五 華堰 甲午

五月十二日方

蔡益齋癇疾

是塞裏竅動煩熱自汗善怯多疑夢寐不安經頻

肝旺膽虛陽明脉虛挾痰內擾神明虛陽上升於

另服千金治癇散五分 白金丸五分

川貝母去心二錢 通絡散三分 漢防己八分 抱木茯神一錢

製南星八分 牽正散一錢 黃玉金五分 福橘絡八分

雞心胞一具 炒柴胡八分 乾姜霜五分 製半夏一錢 燈心炭三分

帶下脉象弦滑舌上少苔小溲常濁証情多歧遠

擬打破疑團自可與藥餌並儔　曾秋菊令正　甲午五月廿日方

活靈磁石錢　生龍骨牡蠣　秫米錢　川貝母去心錢　苦竹根錢　姜汁　合歡皮錢

抱木茯神錢　蘇合香丸一粒　橘絡錢　粉丹皮錢　炒

瓜蔞霜　去油炒　錢　夜交藤錢

萎黃已久加以舊痰擾亂神明久則防顛

張太孺卅初家集甲午八月廿六抄方

太子參三錢 雲茯苓三錢 蘇莖二錢 通絡散一錢 省頭草三錢

野於朮（枳殼水炒）一錢 漢防己八分 福橘絡（薑汁炒各）八分 黃玉金五分 白蔻衣五分

製半夏一錢 製南星八分 此係原有舊並

驚恐傷膽抑鬱傷肝濕痰擾亂神明虛陽上越善

怯多疑穀食減少脈象弦滑擬方善會日可向愈

醫益脅摘類

香玉翁五十歲甲午八月廿日方

抱木茯神（硃衣）三錢　銀蝴蝶五分　紫蘇莖八分　苦竹根（去青）二錢　秫秫米三錢

九製於朮一錢　製半夏一錢　黃玉金五分　橘絡（鹽水炒）八分

陳姜霜[illegible]八分　川貝母（去心）三錢

自十年前肝膽不和甚則瘈犯心胞致成驚癇時

作時止脉象弦沉而滑根蒂過深擬方徐圖之

胡大先生北家营甲午八月廿日方

春柴胡（生鳖血拌）钱半　竹節白附子（姜汁炒）一钱　雲茯神三钱　取姜霜（去油）钱半　秫米三钱

製半夏钱半　化橘紅（盐水炒）钱　製南星八分　川貝母（去心）三钱　黄玉金钱

白殭蚕（炙）一钱　老金蝎（去毒）五只　紫蘇[illegible]七分

肝膽不和，脾胃不和，膂痰內擾，神明擾亂，心神恍惚，善怯，每致夢寐不安，喉中刺痛，間或作喊，脉象[illegible]

經請遠耆打破疑團自可與商解急劑

癸亥張大橋甲午九月初骨方

烏扇片八分　苦竹根一錢　鮮姜霜去白八分　霜桑葉三錢　秫秫米三錢

蘇法半夏三錢　炙甘草一錢　白殭蠶三錢　粉丹皮陳三錢　夜交藤四錢

川貝母去心二錢　黃玉金三錢　廣橘絡鹽水炒八分　苦桔梗三錢　抱木茯神二錢

肝風類

素有濕痰，肝陽化風，挾逆頭眩，目暈神疲，力倦，脈象弦滑，擬方徐商之。乙未五月十八日方

八楞麻三錢　活羌　磁石二錢　煨天麻一錢　炒僵蠶二錢　荷葉筋五分

白蒺藜二錢　雲茯苓二錢　廣橘絡紅一錢　漢防己一錢

滌飲散三錢

肝風類

水不涵木肝陽化風上騰清竅右耳已鳴十五年
右耳又鳴三載脈象虛弦擬方圖之靜養為要
淮大兄仙鎮乙又十月初十日方
活靈磁石鹽泥封煅三錢　福橘絡　條芩　白蒺藜去刺　川貝母去心二錢　絲瓜筋
八楞麻子　雲茯神茯苓各三錢　石決明煅　天麻炒
製半夏　炙甘草

又外治方

狀元陀各 燈心炭各

二味研極細末，入磁瓶收儲，勿令泄氣，要用時蔴油少許調塗耳底，時以青葱管寸許塞耳中，以通其氣

內風已平，痰飲亦化，脈象疑靜，從此節勞靜養，不俾日有起色

溫七公祖到庄購 乙未八月廿日方

肝風類

珍珠母（鹽水煮煨）三錢　川楊麻一錢　明天麻（去頭）一錢　廣橘絡（鹽水炒）一錢　苦竹根三錢（姜汁拌）

抱木茯神三錢　化姜霜桑（去筋）一錢　川貝母（去心）三錢　浮海石（鹽水煅）三錢　荷葉筋四寸

製仙半夏一錢　白蒺藜（去刺）三錢　清飲散二錢　秫下米二錢

（頭痛）外風引動內風　故成右邊頭痛　脈象弦滑而搏擊

方力圖之　甘菊花　藍田　丙申九月段抄方

撫川芎（醋炒）八分　製南星八分　福橘絡一錢　炙全蝎二分（引）　雙鉤藤三錢

竹茹 白附子各 白蒺藜去刺三錢 通絡散 炙姜蚕各

製半夏一錢

先天不足腎脾交虧肝陽獨旺肉乃屬風近來

穀食減少力倦神倦喉乾舌燥脈象弦滑擬方條

圖之 仲大兄丁酉五月十六日方

野黃芪炙 杭白芍三錢 雞內金燒 真留白陳皮一 炙烏顧梁一錢

肝風類

沙苑子三錢　野於术（枳殼拌）一錢　雲茯苓二錢　炙甘草八分

白蒺藜錢　川石斛三錢

肝旺脾虛，飲邪入絡，相火有餘，宮陽上升，頭暈耳鳴，兩肩痺痛，脘腸引痛，按之形間有夢泄，脈象虛細而滑，病情夹雜，擬方次第商之。

周左芸塘郎　甲午年二月十日方

滑礞石（包紮）三錢　橘絡散一錢　塊茯苓三錢　福橘絡（薑水炒）八分　荷葉筋三錢

明天麻（煨）一錢　通絡散二錢　製半夏一錢　雞穀袋（炒）一具

白蒺藜（去刺）一錢　漢防己八分

水飲停中　肝陽內震　徐仁翁　癸巳陽月下旬診

薑汁製生夏二錢　絡石藤（炒）八分　福橘絡（鹽水炒）八分　紫蘇莖八分

廣巨散一錢　雲茯（神苓各）三錢　白豆蔻（研）一錢　黃玉金三錢

肝風類

淡方列开滌飲散 半開口吳萸炒 半夏 砂仁殼 羣

右藥共爲細末用絲瓜絡一條荊桑枝四兩熬汁泛

丸如川椒子大每早晚服三錢開水送下

支飲十餘載矣加以肝者乘脾氣與痰搏胸膺作

痛肝陽化風上騰清竅則痛時作陽絡受戕嘔吐

帶血脈象弦滑病情多歧擬方兼顧 高大兄莫宝庭 月廿首方

銀蝴蝶 五 大紅寶珠卷 二分 紫石英 [鹽水煅] 三錢 新絳 八分 枇杷花 去 [蜜炙]

製半夏 三錢 明天麻 [煨] 八分 雲茯苓 三錢 炙蘇梗 八分 海 八 肩 玄

旋覆花 [布包] 一錢 黃玉金 八分 白蒺藜 [去刺] 三錢 福橘絡 [鹽水炒] 八分 荷葉筋 三錢

脾腎兩虛 肝陽獨旺 水飲停中 脈象弦滑 擬方緩

緩圖之 宜節勞靜養為要 吳介平子 四年 京口甲午四月中旬 診左方

金毛狗脊 [鹽水炒] 雲茯苓 神 各 三錢 宣木瓜 去 八分 滁飲散 三錢

許民韻

野於朮（於芜朮拌炒）二錢　漢防己二錢　製半夏一錢半　川續斷（炒）二錢

製蒼朮一錢半　製南星一錢　福橘皮（鹽水炒）一錢半　整附片二錢

雲茯苓（鮮荷葉包）二錢　雞穀袋（焙）二具

右藥共為細末用霞天麯四兩打糊成丸如川椒子大

每早服三錢開水送下

先後天不足水不涵肝木虛陽化風上騰清竅於

是耳鳴三載脉象寓經根害過深非僂斷不可

彿吉兄卅都州甲午冬月初七日方

苦桔梗錢 雲茯神（硃拌）錢 霜桑葉錢 福橘絡（鹽水炒）錢 荷葉筋錢

蔓荊子錢 瓜蔞霜（去白）錢 粉丹皮（鹽水）錢 炙甘草錢 苦竹根（去節）二錢

珍珠母（鹽泥封煆） 真活磁石三錢

還虞壓伏清陽不伸於是善燥善苦胸次間有不

明民新

剛服因不得甚則耳鳴脉象虛滑擬方兼商之

鄭少翁甲午五月十一日方

黃玉金錢 明天麻錢去油 紫菀梗分 福橘絡鹽水炒分 荷桑葉錢

瓜蔞霜去油包錢 雲茯神朱拌三錢 白蒺藜去刺三錢 製半夏錢 省頭草錢

四製香附 四製於朮錢 漢防己分

痰飲咳喘類

脾土素弱，水飲停中，脈象弦滑，擬方商之

錢少坊 章堰 五十 甲午年七月十八日方

姜半夏三錢 白蒺藜三錢 福橘絡（鹽水炒）一錢 炙蘇子三錢 烏飯茶一錢

製附片八分 雲茯苓三錢 通絡散一錢 黃玉金一錢

漢防己一錢 粵吳萸五分（炒）

肝旺膽虛痰飲凌心心悸不安已經年餘脈象弦

滑擬方奉商 時寓滬州 乙未五月望日方

半夏麯三錢 雲茯苓三錢 川貝母去志三錢 首烏藤四錢

雀腦芎八分 酸棗仁三錢 依姜裹去細八分 秫米三錢

川知母三錢

痰飲射肺伏胃雖喘止咳稀而胸次按之觸手而

痛甚則作嘔穀食懶進脈象弦滑擬方力商之

乙未五月十八日方

姜汁製半夏錢半　銀州柴胡　炮姜一錢　白蔻一錢　穭稻根鬚四錢

雞內金炙　雲茯苓三錢　黃玉金錢半　炙蘇梗錢半　秫米三錢

厚朴花一錢姜汁炒　廣橘絡八分鹽水炒

肝火灼肺宿飲上干遂令嗆逆不已起於二月脈

痰飲嗆喘類

象經備擬方便圖之　悟大兄以室　甲午十月十一日方

烏扁片一錢　黃玉金一錢　北五味子（同炮姜杵同搗）一錢　菩楷枝一錢　銀杏葉柔七片

旋覆花（布包）三錢　雲茯苓三錢　百藥煎八分　尖貝（去心）錢半

新會皮一錢　杏仁泥三錢　粉甘草一錢　紫菀茸（蜜炙）三錢

福橘絡（鹽水炒）八分

積濕成飲，積飲成痰，痰飲射肺，遂令咳逆氣喘脈

脈弦滑數，方得圖之。王大兄 卅六 王梅庭 乙未七月二十一日診

紫菀茸三錢 半夏錢 淡干姜錢 炙甘草錢 炙杷花錢 引

北南沙參錢 先 雲茯苓三錢 五味子五粒 同搗 炒枳殼錢

野於朮錢 土炒 紫石英三錢 煅 川貝母三錢 去心 福橘絡錢 鹽水炒

肝脾不和，濕痰內困，脘腹脹痛，脈象沉細數，方得以圖之。

痰飲咳喘類

開口吳萸（七分） 川朴（一錢，姜汁炒） 白蔻衣（一錢） 黃玉金（一錢） 降香片（引，二錢）

通絡散（一錢） 漢防己（一錢） 補骨脂（一錢，鹽炒） 雲茯苓（三錢）

製花來皮（一錢） 雞穀袋（炒） 真福橘絡（去） 一錢 良姜（一錢）

火不生土，濕痰內困，已延九年，根蒂過深，難復為

不可　蘇大兄　丹徒　甲午六月十六日方

益智子（鹽炒，一錢） 絡石藤（一錢） 開口吳萸（七分） 滌飲散（一錢） 川花椒（炒出汗，去粒）

製半夏钱　雲茯苓三钱　蘇荆芥　福橘絡　佩蘭葉　宣木瓜

熟附片钱　漢防己钱　雞穀袋炙　真佩蘭枝　本

命火脾陽不振，水飲射肺，於是咳喘，時作少腹悶

塞，兩痛脉氣弦，背右甚于左，根蒂已深，非後當不

可

四製枳殼　銀蝴蝶平　甜瓜瓣钱　三黄玉金钱引　枇杷葉叁姜汁拌炙

痰飲咳喘類

熟附片一錢　漢防己一錢　福橘絡皮（鹽水炒）一錢　紫蘇莖一錢　省頭草五

製半夏一錢五　雞內金（炒）二錢　雲茯苓三錢　絡石藤（包）三錢

體肺氣虛身溫身夜夜飲肉伏陽上升頭目眩

暈心悸腹右胃形時痛嘔吐脈象弦沉向有擬方

詳備自手術大健境方

王姓龍廿七歲甲午二月十七日

雲茯苓、神各三錢　絡石藤（包）三錢　福橘絡皮（鹽水炒）一錢　川貝母（去心）二錢　絲瓜絡（引）

服羹粟分 條防己分 紫蘇莖 苓 雞內金燒 真

製半夏錢 通絡散 亥

痰飲射肺 咳逆氣喘 內甚蒸燒 脈象弦數 再延防

成損怯 庶右寫宜 應有廿日方

紫菀茸蜜炙 二錢 黃甘金系 雲茯苓 三錢 蘆根 枇杷葉 甜杏秦艽

製半夏錢 五味子同炮姜錢合杵 羅野 枳朮炒 不福 橘絡 茯苓 鹽水炒 糯稻根鬚 錢

痰飲咳喘類

川貝母去心 二錢 紫石英鹽泥包煨 三錢 炙甘草六分 款冬花 三錢 生熟各半

積還成飲，積飲成痰，痰上干逆，令咳逆氣喘，脈象沉弦，根蒂通膝，擬方以冀就輕可也

許老翁 界鹽城 甲午年五月初十日方

紫石英鹽泥包煨 三錢 北細辛 淡干姜 各 製半夏 三錢 鮮枇杷葉去毛 二片

野於术土炒 錢半 雲茯苓 三錢 北五味子 錢 全打 福橘絡鹽水炒 錢半 銀杏葉 二片

南沙参三钱 川贝母去心三钱

火败土败，谷食不以正化，甚则水泛为痰，肺理不宣，气宕为喘，脉象沉细而滑，拟方俾自觉渐入佳境。

周心斋 盐城 甲午五月十五日方

东洋参三钱（铜刀切片） 蛤蚧尾（蜜炙） 炮姜三钱 炙甘草八分

引 糯稻根须四钱

灵磁石三钱（盐泥封煅） 云茯苓三钱 北五味子五粒（二味同捣） 苦桔梗一钱

晋饮原汤服

野於朮（土炒）錢 法半夏 錢 百部 錢 留白橘皮（鹽水炒）錢

雞內金（焙）真肉桂子 錢 熟附片 錢

痰飲射肺咳逆氣喘寒熱並見天癸逾期脉象虛

消換方係商之 癸卯 首月初三 本城林奶奶

紫石英（鹽泥封煅）錢 紫菀茸（蜜炙）錢 雲茯苓 錢 半夏麴 錢 炙甘草 錢

野於朮 錢 枇杷葉（去毛，蜜炙）乾片 北五味子（同炮薑三味同杵）三分 橘絡 錢 苦桔梗 錢

參貝陳皮各 川貝母去心兩 銀蝴蝶兩 黃玉金兩 光杏仁去尖

榧子仁半枚

右藥用豬肺一具水洗淨血絲拌勻入甑蒸露用小磁瓶收儲勿令泄氣每早服兩晚服兩燉溫飲之

齊飲哮喘類

積食成飲積飲成痰痰飲射肺遂令咳喘交作少腹引痛穀食減少脈象弦滑根蒂已深擬方解重就輕可也 此方光卅五王崇營甲午四月十七日方

烏扇片一錢 紫菀茸蜜炙三錢 炮姜炭 川貝母去心二錢 秫秫米五錢

紫石英荳泥封煅三錢 雲茯神茯苓各三錢 北五味子二味同杵五粒 福橘絡鹽水炒一錢 枇杷葉去毛三片 花蜜炙

製半夏三錢 黃玉金一錢

痰飲咳喘類

宿飲射肺咳逆氣喘脉象細滑病根五載極方能全就輕可也 闽右宝店丁酉五月廿六日方

紫菀茸一錢半 製半夏一錢半 淡乾薑四分 苦桔梗一錢 引 枇杷葉去毛蜜炙二片

南北沙參各一錢 雲茯苓一錢 北五味子同杵七粒 福橘絡鹽水炒各八分

野於朮一錢 冬瓜仁打四錢 炙甘草四分 紫石英生研打碎三錢

肺脾腎不足宿飲上干遂令氣喘氣促間有咳逆

胸不開，脈象細滑，擬方緩圖之。吳大元 七十望 甲午 一月十二日方

紫石英（薑蔻仁打碎） 錢 雲茯苓 錢 五味子 三粒 川貝母（去心） 錢 引 鹿角霜 錢

紫菀茸（蜜炙） 錢 杏仁泥 錢 陳半夏（青鹽研） 錢 福橘絡（鹽水炒） 八分 枇杷葉（蜜炙去毛） 三片

半夏粉 錢 烏扇片 八分 烏飯葉 錢

胃虛肝逆，飲邪內伏，胸中懊憹難名，得食則安，脈象虛弦而滑，已延三載，擬方徐圖之。

三七八

痰飲咳喘類

將方兄五十一年歲甲午五月初八日方

東洋參二錢 北姜霜（青鹽）八分 綠升麻（炙）一錢 紫菀一錢 秫米三錢

懷山藥（炙）三錢 雲茯神（硃砂拌）各一錢 炙甘草一錢 福橘絡（鹽水炒）各一錢

製半夏三錢

喘促類

素本陽虚肺氣不充喘症年餘非節勞靜養不可

脉象弦細而滑擬方即圖之 查雲兄四十九丙申亮月十一日方

冬蟲夏草錢 西洋參八分 川貝母去心錢 粉甘草炙錢 糯稻根錢

大生地錢 馬兜鈴錢 薯蕷錢 苦桔梗錢 白粳米勺

留心麥冬錢

喘促類

哮症　丁酉五月十四日方

蜜炙麻黄六分　杵甘草六分　北五味子廿粒（同杵）　黄玉金一錢　銀杏葉七片

款冬花一錢　雲茯苓三錢　炮姜五分　福橘絡（盐水炒）一錢

杏仁泥三錢　桂枝木八分　製半夏一錢　杭白芍一錢

川朴五分（薑汁炒）　又服聖濟射干丸每服三錢開水送下

欬血類

先後天不足，木火凌金，勞力傷絡，絡動血溢，營衛不和，間日寒熱，脉象弦數，擬方標攝之 乙未桐月廿日方 曾世兄

旋覆花包 三錢 霜桑葉炙 三錢 人參三分磨汁冲 三錢 炙甘草 三錢 降香屑 三錢

黃玉金 三錢 粉丹皮炒 三錢 海浮石 三錢 福橘絡鹽水炒 三錢 鮮枇杷葉去毛 三片

銀蝴蝶 一錢 雲茯苓四錢 鮮藕汁一盅 三錢

咳嗆吐血類

又月初二日加瓜蔞霜（去油）八分 苦桔梗一錢 苦竹根三錢（姜汁炒）

肝氣尅脾凌肺，胸次結痞，欬逆帶血，寒熱互見，脈象弦數，擬方候商之（林有兄乙未又五月初六日方）

紫菀茸（蜜炙）二錢 雲茯苓三錢 炙甘草五分 黃玉金一錢 苦桔梗一錢

淨歸身（醋炒）一錢 橘楊 樧（姜汁炒）八分 雞內金（炒） 真杭白芍一錢 蜜炙[illegible]分 鬚

春柴胡（鱉血炒）五分 川貝母（去心）二錢 鮮枇杷葉三片（去毛蜜炙） 榧子仁（打碎）七枚

服前方咳血已止惟内熱時來間有夢泄此相火有餘陰分未復擬方再圖之胥大兄　鹽城　乙未又五月

十三日方

銀蝴蝶一錢　夜交藤三錢　福橘絡八分　苦桔梗一錢　苦竹根二錢引

粉丹皮錢半　川貝母二錢　雲茯苓三錢　黄玉金一錢　鮮枇杷葉三片

鮮沙參三錢　原麥冬錢半　炙甘草五分　炙紫菀一錢　秫米三錢

咳逆大減餘恙亦平惟瘡瘍外發佳兆也擬方進

咳嗽吐血類

圖之

銀蝴蝶錢　雲茯苓三錢　姜汁半夏錢半　黃玉金錢半　白粳米三錢（引）

苦桔梗錢半　北胡麻（炒）錢半　生甘草八分　福橘絡（鹽水炒）錢半　枇杷葉（蜜炙）錢半

野於朮錢　冬瓜仁四錢　南沙參三錢　紫菀茸（蜜炙）三錢

嗆逆年餘，肝氣橫氣瘀滯，左脇作痛，時形吐痰，食

入則安，虛象也。脈象弦芤，擬方獲效乃吉。

李大兄四十八乙未八月念日方

東洋參一錢 綠升麻炙八分 白蔻仁研後下四分 穀精 甘草八分 引絲瓜絡三錢

甜冬朮一錢 雲茯苓一錢 北柴胡八分 福橘絡鹽水炒八分

苻崴著一錢 公丁香八粒 當歸身炒一錢 宣木瓜炒一錢

肝火灼肺痛歛上干陽絡受戕咳逆氣促疊次失

血脉象弦滑擬方候圖之趙士兄沙溝乙未八月廿九月方

咳嗆吐血類

百部一錢　苦桔梗五分　炙甘草四分　黄玉金五分　降香屑片六分

紫菀茸蜜炙一錢　旋覆花包一錢　新絳八分　橘絡鹽水炙一錢　枇杷葉蜜炙三錢

白前一錢　雲茯苓二錢　川貝母去心二錢

咳促

肝木侮土凌金，濕痰困中，咳逆氣促，胸痞膨脹，食少神疲，脉象弦滑，擬方力圖之。陳大嫂　十八歲

烏扇八分　鼈柴胡一錢　橘核絡各一錢　蘇梗二錢　鮮枇杷葉去毛二片

製半夏錢 雲茯苓三錢 雞內金焙 真炮薑加五味子の粒合搗錢

黃玉金錢 川貝母三錢

陽絡受戕，血從外溢，加以飲邪射肺，時形氣喘，脉象弦滑，擬方徐圖之

案大乞海州內有初七日方

血見甚，紫雲茯苓三錢 十大功勞三錢 淡乾姜錢引 銀杏衣錢

復診 左 元參錢 製半夏錢 福橘絡 陳皮錢鹽水炒 月 北五味子二味同搗五粒

咳嗽吐血類

黃玉金錢　川貝母三錢　新絳錢　白蝴蝶本

向本肝膽不和心腎不交舊恙近來木扣金鳴絡動血溢聲音不揚大便不寔脈象弦數擬方候圓之

田厚翁　丙申如月初旬

百前煎本　銀蝴蝶本　冬瓜子半　粉甘草錢　引　筍衣半

苦桔梗錢　雲茯苓　蜜炙紫菀錢　福橘絡后錢　降香錢　屑末

旋覆花包一錢 川貝母二錢 黄玉金一錢 鮮枇杷葉三片

陽絡受戕，血從外溢，渴飲頻仍，胸中懊憹，天癸先期而至，蘊灼脘腹膨脹，脉象弦滑，擬方並啟之

曹大娘 秦南倉 丙如月十八日方

南花粉三錢 抱木茯神三錢 法半夏一錢半 粉甘草一錢 引 苦竹根二錢 姜汁炒

粉丹皮一錢 酒炒 霜桑葉一錢 黄玉金一錢 福橘紅一錢 蜜水炒 白茅花包

咳嗽吐血類

生姜霜去皮一錢 川貝母三錢

咳嗽

肝火灼肺宿飲上干遂令咳逆營衛不和間有寒

惟脈象弦數擬方圖之

百部一錢 空沙參三錢 川貝母三錢 炙甘草一錢 引 枇杷葉去毛 二錢

紫菀茸三錢 黃玉金一錢 杭白芍三錢 雲茯苓三錢

淨歸身一錢 蘇梗八分 另外服山茶膏一錢 開水送下

木扣金鳴絡傷血溢陰分不足肉極薰蒸脉象經數已延三月之多擬方力圖之 浙右安劉左下圖 四月廿日方

百藥煎錢 雲茯苓三錢 苦桔梗錢 杭白芍土炒錢 引 降香屑

水炒柴胡錢 新絳錢 粉甘草炙錢 紫菀茸蜜炙錢 枇杷葉去毛三片蜜炙包

旋覆花包錢 川貝母去心三錢 海浮石煅三錢 原蘇莖蜜炙錢 榧子仁打碎錢

淨佛手錢五分 福橘絡鹽水炒錢 冬瓜仁錢

咳嗽止血類

勞力傷絡肺寒傷土胃經吐痰帶血盈斛脘腹膨大
穀食懶進脉象沉弦而芤慮其隔中防變

鄧左　丙申甲午正月廿日方

茯苓皮 米炒 雞內金 焙 真廣橘絡 鹽水炒 錢半 紫蘇莖 錢 新絳 錢

川鹿角霜 陳皮拌 錢半 瓜蔞皮 三錢 鬱金 錢 穀芽 生熟各 三錢 腹皮 洗 錢 降香片 三分

旋覆花 包 二錢 製附片 錢 漢防己 錢 砂仁殼 五分

客秋瘧後肝胃化火〻傷陽絡以致吐血時作時止脉細象細數擬方善圖尚無妨碍 主嘉兄洪幽家 甲午育初手方

瓜蔞霜 青黛炒鬆 三錢 大紅寶珠茶 八分 乾地黃 四錢 用蛤粉天冬蘆清製 福橘絡 一錢 炒 白茅花 一錢

鮮側柏葉 生 黃玉金 一錢 川石斛 三錢 藕汁炒烏 三錢

粉丹皮 炒 錢

水虧肝虛火載血上久則防怯 用水四千 白駒齋 初山肯方

咳嗆吐血類

旋覆花（包）一錢　福橘絡一錢　黃玉金一錢　霜桑葉一錢　降香屑三分（引）
人參三分（磨汁冲服）一錢　雲茯苓三錢　乾地黃（用大黃一錢煎汁製）三錢　粉丹皮一錢　新絳一錢
鮮佛柑葉半　瓜蔞霜一錢（青黛拌）

先後天不足，陽絡受戕，七月中胃經失血，正氣不逆，痰瘀阻膈，虛陽上越，於是心悸形寒，胸中懊憹，脉象弦數，擬方備圖之。秦太先　州姜堰鎮　甲午十一月廿四日方

抱木茯神三錢 辰姜霜上白一錢 炙甘草五分 冬辰仁一錢 秫〻米三錢

霜桑葉蜜炙一錢 川貝母去心二錢 福橘絡鹽水炒一錢 野黃精三錢 看頭草一錢

粉丹皮鹽水炒一錢 法半夏一錢

久嗽勞傷絡動血溢脉象弦數擬方圖之

朱太兄 大周庄 甲午九月十二日方

海浮石煅三錢 霜桑葉一錢 鷄汁白芍三錢 苦桔梗一錢 白茅花一錢

咳嗆吐血類

旋覆花（布包）三錢 化薑霜 粉丹皮二錢 福橘絡一錢 降香 眉 二錢

黃玉金二錢 川貝母（去心）三錢 粉甘草一錢 炙蘇莖一錢 枇杷葉（刷去毛）三片

案例前方惟久嗽傷肺間有微紅寒熱間作大便

先溏後實脉象弦數總由營衛兩虛胃強脾弱擬

方力圖之

薯蕷三錢 雲茯苓三錢 炙甘草一錢 黃玉金二錢 白粳米（布包）三錢

苦桔梗五分 紫菀茸蜜炙 一錢 參貝陳皮八分 川貝母去心 一錢 荷蒂二枚

北沙參一錢 野黃芪炙 五分 煨白芍一錢

陽絡受傷吐血，日久胸中與懷內熱，時形脾陽不振，大便不實，脈象弦數，擬方候酌之

龐右 卅一歲 甲午九月廿五日方

旋覆花五分 雲茯苓一錢 川貝母一錢 新絳五分 引

虛勞吐血類

黃鬱金三錢 福橘絡一錢 蘇子三錢 蘇梗二錢 白茅花三錢

側柏葉四錢 大杏仁 [illegible]

積濕成飲，積飲成痰，痰飲上干，遂令咳逆氣喘，陽絡受戕，胃絡吐血，胸中懊憹難名，脈象弦滑，擬方改重就輕可也

紫石英（打碎先煎）三錢 紫菀茸（蜜炙）三錢 北五味子四粒 炙甘草一錢 苦竹根三錢

野於术（土炒）一錢　雲茯苓三錢　炮姜錢半（二味同拌）　川貝母（去心）三錢　秫米錢半

製半夏錢半　福橘皮（鹽水炒）錢半　黄玉金錢半　瓜蔞霜（去油）錢半　榧子仁（打碎）錢半

顧研岑藏

癆怯類

客春三月木火凌金，咳逆頻仍，愈後今春三月咳逆復作，帶紅，聲音不揚，間有微熱，脉象細數，再延防癆，擬方力圖之。潘大兄 甡西王家营 乙未浴佛日方

百藥煎八分　苦桔梗一錢　黃玉金一錢　川貝母去心三錢　引枇杷葉乙張去毛蜜炙三片

淨蟬衣八分　紫菀茸蜜炙一錢　空沙參三錢　福橘皮一錢

癆怯類

蜜炙蘇子錢 淨歸身錢 杭白芍三錢 簡夜錢半
北紫菀錢 炙甘草錢 生訶子皮錢 冬瓜仁三錢
陰虛火炎喉阻作痛木扣金鳴絡傷血溢脈象弦
細而數肺痿之漸 李左卅乙未四月初十日方
紫菀茸三錢 黃玉金錢 煅赭石三錢 炙甘草錢 金橄欖磨汁沖服錢
杏仁泥錢 雲茯苓三錢 川石斛三錢 參貝陳皮錢

馬兜鈴八分 川貝母去心錢 苦桔梗八分 杭白芍錢

胎前咳逆延及產後咳逆無痰內熱薰灼脈象弦

數擬方獲效乃吉久則防怯

苦桔梗八分 川貝母去心錢 淨歸身炒八分 鱉血炒柴胡五分 鮮杷葉三片

紫菀茸蜜炙錢 雲茯苓錢 福橘皮蜜炙六分 杭白芍錢 地骨皮露沖服二兩

法半夏八分 黃玉金五分 炙甘草四分 榧子仁打錢

糯稻根

素體不足自客秋八月操邪侵臍陽絡受戕咳逆帶血反覆無常兩脇膨脹陰虛生內熱氣虛生外寒脈象弦數天癸當至不至再延防怯擬方力圖之

袁姑娘 十五 草堰港 乙未四月

百部〡〥 銀蝴蝶〡 川貝母〢 苦桔梗〤 枇杷花〤

旋覆花〡〥包 蜜炙蘇子〡〥 紫菀茸〡〥 雲茯苓三錢 白茅花〥

黄、玉金斛、杏仁泥 炙、炙甘草 紫、福橘絡 真[illegible]

先後天不足木扣金鳴絡傷血溢經閉三月脘腹

脹痛大便不實右上無若寒熱汗咳若作喘肺

脾胃氣交傷肝木獨旺脉象弦細而數損怯之漸

擬方以盡人力鄙非娘如舉 乙未午月十二日方

蜜炙於术 炙銀蝴蝶 半 萸著蘋、半 苦桔梗 4 炙甘草 炙

穞稻穀

遼參鬚炙 雲茯苓三錢 紫菀茸蜜炙三錢 參貝陳皮八分 扁豆皮三錢

鮮法半夏 炙桑根白皮三錢 川貝母去心二錢 光杏仁去研

引 新荷蒂霜 掌米包百粒

肝氣橫逆不舒下侮脾土并上不畏金咳逆失血

大便不實天癸過期寒熱並見脈象虛數損怯之

漸擬方力圖之 趙左 三九 凤谷村 乙未五月望日方

苦桔梗一錢 扁豆皮一錢 野黃蓍三錢 炒懷山藥二錢 荷葉蒂二枚 引
茯霞乞一錢 紫菀茸一錢 雲茯苓二錢 參條皮一錢 白粳米二錢（包）
黃玉金一錢 川貝母去心二錢 炙甘草五分 冬瓜仁三錢
先後天不足，向有夢遺下漏之症，加以木叩金鳴，
絡動血溢，兩脇刺痛，大便不實，脉象弦數，再延防
其土敗。雁右 乙五月望日方

痨怯類

紫菀茸一錢 雲茯苓一錢 炙甘草七分 旋覆花絹包錢 荷葉蒂三枚

左牡蠣煅包生 苦桔梗七分 杭白芍一錢 薔薇一錢 白粳米

廣玉金一錢 大紅[illegible]分 扁豆子炒一錢 宣木瓜青一錢

本和金鳴偕傷血溢寒熱往來天癸漸少穀食懶

進脈象弦數再延防怯 陳太孺 又五月初十日方

紫菀茸一錢 川貝母去心一錢 [illegible]一錢 炙甘草七分 榧子仁三錢 引[illegible]

黃玉金錢半　杭白芍錢　福橘絡各錢　雲茯苓錢　鮮枇杷葉去毛三片

當歸身炒錢　冬瓜子三錢

天癸當至不至，肝木過旺，不特下侮土位，并上不畏金，陽絡受戕，曾經衄血吐血，咳逆，大便滯下，肉進薰灼，面浮肢腫，脘腹膨大，腿痛，聘形紫斑，脈象弦濇，再延防其土敗。楊姑娘　十六　自駒　乙未閏五月二十四日方

癆怯類

茯苓皮　生薏苡　廣橘核鹽水炒　大腹皮絨蔻　天冬　瓜皮　半

焙烏根　大雞內金炒　真黃玉金　冬瓜仁　半秫：米　麥

茯苓半麥　五加皮麥

居經兩月有奇，肝木橫逆，順侮脾土，側魃肺金，脘

痛腹脹，咳逆帶血，寒熱側眠，帶血，脈象弦數，再延

防成雜勞。陳六號多作　乙未六月初九日方

旋覆花錢 銀蝴蝶錢 雲茯苓三錢 藕節 白芍錢 降香 廣皮
黄玉金錢 川貝母二錢（去心） 杏仁 橘皮（鹽水炒）錢 炙甘草分 鮮枇杷葉（去毛）片
紫菀 蘇子錢半 紫菀茸錢
暑濕困中，肝木乘脾，濕痰互結，胸次痞結，穀食減
少，脉象弦細，再延防土敗。候錦江翁乙未巧月立方
製半夏二錢 厚朴花（姜汁炒）錢 鷄內金（炒）二錢 福橘皮（鹽水炒）錢 引 冬瓜皮錢
藿梗蘇

漢防己錢　雲茯苓三錢　白薏苡三錢　鬚穀芽生熟各三錢　省雅竹半

黑大附　黑於术一錢　鹽附片錢

客冬冬月風邪客於會厭逐令聲音不揚延久肺

氣已虛邪今未復脈象虛弱撥方善為自可斷入

佳境再延恐成肺痿　時大兄卅歲　鹽城　乙未八月十六日方

空沙參三錢　淨浮衣四只　福橘條皮各錢　粉甘草炙八分　簡衣四只

百藥煎八分 赤茯苓三錢 生訶子皮一錢 苦桔梗一錢 鮮枇杷葉炙 三片

京紫菀蜜炙一錢 川貝母去心 二錢

胎前氣血凝滯飲邪內伏喘逆頻仍延及產後脘

腹膨大胸中嘈雜脉象細弦細病情每歧再延防成

難勞損方力圖之 徐右 其 鹽城 乙未月十日方

四製於术一錢 烏藥八分 京紫菀蜜炙一錢 漢防己八分 枇杷葉刷一錢

勞怯類

黃玉金一錢 紫菀茸蜜炙二錢 川貝母一錢 雲茯苓二錢
紫建莫一錢 福橘絡各八分 杏仁泥一錢

努力傷絡，木火凌金，咳逆吐血，脾陽不振，大便不
實，脈象弦數，再延防收。劉右 六 乙未四月廿日方

遼參鬚一錢 旋覆花一錢 川貝母去心二錢 苦桔梗一錢 降香屑引一錢
野於朮一錢 雲茯苓二錢 新絳八分 冬瓜子仁去米苡仁三錢

紫菀茸三分 黄玉金炙 粉甘草錢 煨白芍三分 糯稻根鬚[illegible]

肝氣横逆順侮土位倒尅肺金於是咳逆嗽吐間
有失紅遍身酸痛脉象沉滑再延防怯 李大兄 海陵

血見愁八分 雲茯苓三分 旋覆花包 枳殼 福橘絡 杏仁 [illegible] 降香 清炙
黄鬱金炙 銀柴胡五分 新絳 紫丹參 蓮子心八分 白茅花包
紫菀茸炙

勞情類

痰飲射肺咳逆氣短咽痛音啞胃任失血脈象弦

细而数肺痿之漸擬方以屠人力　楊輔之附育初自方

冬蟲夏草一錢　參貝陳皮八分　淡乾姜（米泔炒加）四分　馬兜鈴一錢　金葉橄欖（磨汁冲服）三枚（引）

苦桔梗一錢　西洋參一錢　蓮心麥冬二錢（飯上蒸加）　紫菀茸（炙）二錢　百藥煎一錢

安邊上肉桂（研細末飯丸）二分　乾地黃三錢　火麻仁三錢

又方

猪膚两 刮去毛垢用糯米封半加白蜜半敷猪膚上飯上蒸熟至爛以天水煎成脹之六付

又方

鷄子一枚鑽小孔去蛋黃留清將用半夏粉末和清醋塡入殼中外用皮紙糊好置刀環上炭火燉熟去殼隨隨食之

禽牲類

兩種早間服

先後天不足木扣金鳴絡傷血溢陰陽兩虧寒熱互見天癸數月不至季脇作痛大便不實谷食減少脈象弦細而數久虛不復損怯之漸

陳姑娘 廿三 大港 丙申花月十三日方

生白术蜜炙 一錢 黃鬱金 一錢 薯蕷 一錢 苦桔梗 一錢 引糯稻根鬚 半

紫菀茸（蜜炙）三錢　雲茯苓三錢　黔黃精三錢　參貝陳皮一錢　枇杷花（蜜炙）一錢

銀條參三錢　川貝母（去心）三錢　炙甘草四分　冬瓜瓣（去子）三錢　白粳米（包煎）一錢

煨白芍三錢

肝氣橫逆，魅脾犯胃，宿飲射肺，咳逆作喘，脉象虛弦而數。病情夾雜，再延防其土敗，擬方以盡人力。

金令堂　秋望五十九　丙申四月初六日方

痰飲類

紫石英（鹽水煅）三錢　款冬花　錢　福橘絡（鹽水炒）錢　苦桔梗　錢　枇杷葉（去毛，炙）三片

甜杏仁　三錢　淡干薑　錢　紫菀茸（蜜炙）三錢　冬瓜瓣　去子　錢

黄耆皮　錢　北五味子（合杵）　玉桂　炙甘草　錢　雲茯苓　三錢

陽絡受傷咳逆失血肝木乘脾胸次成痞陰分不

足內熱頻來脉象弦芤再延防成雜勞

任一先　竹橋陞　四月初六日方

勞怯類

姚太娘　丁巳陽　三十六歲　五月廿日方

見脉象弦數，再延防成勞怯

肺胃為肝所侮，升而不降，脘脇脹阻，咳逆嘔吐

黃玉金一錢　粉丹皮（炒）一錢　蒼耳樓一錢　川貝母（去心）

旋覆花錢半　雲茯苓一錢　福橘絡（葉）八分　新絳屑　枇杷葉（蜜炙）三張

紫菀茸（炙）一錢　大紅蜜棗二枚　霜桑葉（炙）錢半　炙甘草八分　白茅根錢半

烏扇根 各 雲茯神(炒) 木香 貢 玉屋 各 香稻穀芽 各(引) 鮮枇杷葉(刷去毛)

薏苡 杏仁(去皮尖) 元 粉丹皮(灸) 款冬 福 枇杷葉(蜜炙) 各 川貝母(去心) 元參 竹根 茅根(姜汁)

茯苓皮 冬桑葉 各 穀芽 各 一服 枇杷葉(去毛) 各

檳榔 石斛 元 石 柏 木 本 當寫在下 胃熱煩 錄于此

今教生脈 昇氣受傷 陰分不足之內熱蘊灼 信少神

療脈象 後來 再延 治法 於 衣馬師擬方 卷下 四月 初 方

紫菀蜜炙二錢 麥冬錢 川貝母去心二錢 炙甘草錢 白前來去心二錢
款冬花錢 雲茯苓二錢 杭白芍二錢 苦桔梗錢 枇杷葉蜜炙錢
淨半夏錢 福橘絡錢 紫蘇子錢 椹子肉去核
久嗽金傷，脈形右弦，發三月，素患腹痛便溏，陰
虛日甚，食少神疲，損怯之漸，擬方以冀[illegible]方
趙相君前下元謁，趕月初百方

孫性叔

野於术（土炒）二錢 雲茯苓三錢 防風根一錢 半夏粬二錢（引）白枝末二錢

橘白一錢 炮姜八分 砂仁殼四分 玉金一錢 荷葉蒂二枚

紫菀茸（炙）一錢 北五味子（合杵）粒 炙甘草五分 福橘絡（鹽水炙）一錢

服前方咳嗽已減胃脘痛亦減擬方以圖進步

四製於术二錢 白蔻衣八分 宣木瓜一錢 福橘絡（鹽水炒）八分 降香末二錢（引）

製半夏一錢 炙蘇梗一錢 川朴花（炒）一錢 雞內金一錢 梭羅子一枚

陳幼巳　劉　咳嗽音嗄　雲茯苓二錢

木扣金鳴，絡傷血溢，後痰出，失咽痛，音嗄，脉濡細。

較再延，防成肺癆。丁亥六月初九日方

冬桑葉炒一錢　杏仁泥三錢　紫菀茸錢半　川貝母去心三錢　鬱金錢半　枇杷葉去毛布包

鮮竹茹錢半　雲茯苓三錢　生甘草五分　原麥冬去心　枇杷葉蜜炙

杭白芍錢半　炒枳殼一錢　苦桔梗錢半

川貝母去心二錢　福橘絡一錢　藕節炙

務惜類

驗方

先後天不足　木扣金鳴　傷絡血溢　咳嗆便溏

脈象弦數　再延防損　王肯堂　甲午四月廿日方

猪肺　真粉甘草　米仁　雲茯苓三錢　製半夏　桑葉　白燕來二錢

海浮石（煅）二錢　紫菀茸（蜜炙）二錢　南北沙參（各）二錢　福橘紅（鹽水炒）一錢

百部一錢　野於朮（土炒）二錢　麥冬（去心）二錢　川貝母（去心）二錢

白前一錢　北五味子五分　苦桔梗一錢　枇杷葉（蜜炙）二片

右藥全料修合入甑蒸露用磁瓶收儲勿令泄氣

每早晚服四兩晚服四兩燉溫飲之　用露以廿斤為度

木扣金鳴肺傷血絡咳嗽往來陣寒復作似瘧狀

右體之見症諸虛畢集損怯已著脈象弦虛擬方

緩圖非旦夕所能奏效　未知當否　白米甲午首替方

紫菀茸蜜炙新懷山藥　辛野雲茯苓　扁豆衣多鮮枇杷葉刷去毛蜜炙三片

孫怡錄

北沙参三錢　玉金一錢　甘草一錢　雲茯苓三錢　晚冬桑一錢

川貝母（去心）一錢　杏仁　桔梗一錢　黔橘、木一錢（去）　谷作引

先後天不足前年木火爍金咳逆帶血客秋又患

痔漏容臟肝脾不和飲邪入絡腸膀少腹常痛及

氣附脇寒熱自汗大便不實已延兩月脈象弦損

而數雜勞日瀬擬方奉人力　莊令郎茹丹徒甲午

首黄二月

野於术一錢　雲茯苓二錢　陳皮白八分　福橘絡八分　荷葉蒂三枚　薑汁引

枇杷葉二錢蜜炙　通絡散五分　金釵霍石斛三錢　糯稻根鬚四錢

遼參鬚一錢　川貝母二錢去心

先後天不足，宿飲上干，咳逆氣促，痰微，兩關浮陽

不振，大便時溏，脉象往來乖違，防怯

劉左　二十四　甲午十月二十日方

癆怯類

紫菀茸（蜜炙）三錢　款冬花一錢　野玄精（打）二錢　粉甘草八分　鮮枇杷葉三片（去毛）引

北南沙參（各）一錢　淡干姜一錢　雲茯苓一錢　苦桔梗二錢　榧子仁五枚（打碎）

野於术一錢　生薏苡仁二錢　菟絲子（鹽炒）五粒　補骨脂（胡桃肉拌炒）一錢　川貝母（去心）一錢

內熱咳逆較平，能食便溏，再擬方可高枕也

謝大娘　如月二十五日方

野於术（蜜炙）一錢　左顧牡蠣三錢　苦桔梗一錢　薯蕷三錢　枇杷葉（蜜炙）一錢　引

南北沙參各三錢 紫菀八分 冬桑 粉甘草五分 扁豆子三錢 白糯米一合 三錢

川貝母去心二錢 藕節三錢 野黃芪三錢 孩兒參 沙苑子三錢

天冬 金釵八分 廣橘絡 茅根 白芍三錢 烏飯 糯米 玉蝴蝶一錢

另吊露服

五年前心痛後，木扣金鳴，絡傷血溢，營衛兩虛，盜汗作，大便時溏，損怯已成，脈象弦數，擬方備商。

癆怯類

之陳孫安中

紫菀茸（蜜炙）一錢　瓜蔞霜（去油）一錢　粉甘草五分　桑皮（蜜炙）一錢　枇（引）杷葉（去毛　蜜炙　刷淨）三錢

霜桑葉一錢　製半夏八分　苦桔梗一錢　川貝母（去心）三錢　蘆根（去節）一尺

粉丹皮（去骨）一錢　廣橘紅（鹽水炒）八分　黃玉金一錢　雲茯苓三錢　服蝴蝶木

證情大旨與方已詳言之矣雖以挽回斯方居多

而已

銀柴胡　雲茯苓　京甘草[illegible]　京地骨皮　[illegible]黃[illegible]根[illegible]姜汁炒

[illegible]蜜炙　京川貝母去心　京桔梗　冬瓜仁[illegible]　鮮杷葉去毛二片

玄[illegible]重要[illegible][illegible]方[illegible][illegible]同服

先後天不足　本大虧　金咳逆數仍傷[illegible]因[illegible]聲音

右指脉氣虛弦而指[illegible][illegible]防成肺癰

時在某閏日[illegible]月初[illegible]行

[illegible]情類

音啞

春柴胡一錢　炒白术二錢　雲茯苓　元參　苦桔梗一錢　枳殼引　桑葉三片

淨歸身錢　百藥煎　木蝴蝶　橘紅錢　佛手　甘草　炒梔子　仁　文蛤

杭白芍二錢　生甜杏仁　川貝母二錢　薑蠶一錢　白粳米七錢

先後天不足　木扣金鳴　絡傷血溢　津虧火炎音啞

咽痛陰陽兩虧　脈象弦數　再延防成肺痿

楊左　芝　下溪橋　甲午年　背　方

冬蟲夏草一錢　杭白芍一錢五分青子拌　福橘絡一錢鹽水炒　石斛　楂核一錢　金櫻子　橄欖一枚磨汁沖服
炒延胡一錢　川貝母去心二錢　雲茯苓三錢　炙甘草一錢　炙枇杷葉三錢去毛蜜炙
西歸身二錢炒　黃壽臺一錢　百藥煎一錢　紫菀一錢蜜炙　川石斛三錢
銀柴胡一錢

肝火夢遺

先後天不足　自即夢遺　肝火灼肺　陽絡受戕　咳逆
失血　營衛兩虧　寒熱似瘧　夜寐汗作　自汗屢遺　脈

癆怯類

參伯數再延診作 姚大兄 泗州 甲午上巳日方

沙苑蒺錢半 元霍斛 元 福橘絡鹽水炒 黃帶蓮子 穭稻根鬚 元 引

苦桔梗五分 雲茯苓 元 北沙參 元 冬瓜仁 錢半 荷蒂 枚

於白朮蜜炙 川貝母去心 元 炙甘草五分 藏杜橘紅研細

先以咳不爽 逆痛飲上干 喉逆氣促 指紋愛咳 血絡

帶血胸中骨難作咳 六熱盜汗 似眠 神疲 食少 脈

癆怯類

某宦經西蘇久塞不復，再延防成損怯。擬去廿三幅

鱉居英 辛 黃耆 金當 川貝母 麥 辛 杭甘草 炒 鮮杞葉 三片

遠志炭 茯神 玫瑰 茯苓 辛 冬桑霜 炒 陳千薑 水 首烏 根 炙

製半夏 辛 福橘絡 合 冬 苦桔梗 炙甘草 五味子 各八粒

家叕調治，大局斷平，惟肝膽過旺，帶脈不攝，神疲時嗳逆

惟時心悶足失血，頭暈自汗，脈象稍平，從此能勞

釋蕘自可日有起色 甲午青 初五日方

海浮石三錢 銀蝴蝶半錢 粉丹皮一錢五分 福橘絡八分 合歡皮

辰麥冬青黛拌各 雲茯神三錢 霜桑葉錢各 白蒺藜三錢 蘆根

夜交藤半 川貝母去心三錢

先後天不足營衛交虧寒熱往來肝邪入肺右脇

作痛從前曾經咳逆食少神疲脉象弦數久延防

怯　黄老尚在甲午　青　碧自方

旋覆花（包）三钱　苦桔梗一钱　云茯苓三钱　川贝母（去心）二钱　降香屑二钱

黄玉金一钱半　蘇量（蜜炙）一钱　福橘络（盐水炒）一钱　西当归（须）二钱　鲜枇杷叶（去毛）三钱

盐水炒柴胡一钱　杭白芍（去）一钱　炙甘草一钱　地骨皮露一两　微温過口

先後天不足，肝火灼肺，嗆咳，步瘦，陰亏而血内热，

熏灼陽络，受戕，曾经失血，脉象虚数（弦），計已十七年。

痨怯類

矣再延防怯癆方治愈之　林涵翁福建甲午六月初日方

紫菀茸三錢　福橘絡鹽水炒七分　[illegible]八分　[illegible]姜霜八分　白當歸一錢　枇杷葉蜜炙　三錢　引

川貝母去心三錢　杭白芍三錢　雲茯苓三錢　薏苡樓錢

炙柴胡八分　黃玉金八分　炙甘草八分　川石斛三錢

久嗽金傷絡動血遍寒熱互見側眠在左食少神

疲脈象細數再延防怯甲午桃月十二日方

紫菀茸一錢　雲茯苓神各二錢　玉蝴蝶十隻　廣玉金二錢　枇杷葉三片蜜炙去毛引

川貝母去心二錢　生甘草一錢　家吉梗一錢　當歸身二錢　榧子二枚

杭白芍二錢　參貝陳皮一錢　野黃芪二錢　鱉血柴胡一錢　糯稻根鬚一兩

先後天不足，木扣金鳴，絡傷血溢，咽痛音嘎甚極，便溏側眠，食少形瘦，脈象弦數，種種見症，師瘥之，漸擬方以盡人力。楊右卅二歲　甲午四月廿日方

癆怯類

、、日前寫重甲午三月記

冬虫夏艸八分　雲茯苓三錢　炙甘草一錢　薏苡三錢　枇杷花一錢

苦桔梗一錢　川貝母去心三錢　冬瓜皮一錢　扁豆子三錢　[illegible]果百粒

霜桑葉一錢　紫菀茸蜜炙三錢　北沙參蒂一錢　野黃芝青一錢　百藥煎八分

自客秋八月左臂肉癰外症後誤刺傷經由臂痛以及風池風府脊脈引痛不已臂肉痛乃手太陰肺之所經也肺氣失宣宿飲上年遂令咳逆不已

脉象弦细而滑，胃因痛作，再延防作

非大欠早の何望　甲午五月[illegible]方

紫菀茸（蜜炙）钱　云茯苓钱　净归身钱　炙甘草钱　降香钱

法半夏钱　苦桔梗钱　杭白芍钱　福橘络（枇叶去毛）钱　鲜稻叶（去毛）钱

川贝母（去心）钱　橘白钱　宣木瓜（去）钱　祁艾霞天曲钱　丝瓜络钱

苦杏仁（去皮尖）钱

务悦赖

腳氣八載即類傷寒危也乃寒濕襲於奇經之陰
陽蹻也肝木橫逆尅脾犯肺咳逆作喘少腹膨大
大便不實內熱薰灼脈象弦數上熱下寒再延防
怯 呂右 甲午五月吉日方

紫菀茸蜜炙一錢 漢防己一錢 烏敝葉 蜜炙桑皮六分 冬瓜皮半
蘇半夏錢半 雲茯苓三錢 福橘絡鹽水炒錢半 腹皮絨洗錢半 鮮杷葉去毛三片

四製於朮 僅黄 土合炒 雞內金 焙 真五加皮 炒 榧子仁 打碎 衣

先後天不足 木和金侮 絡傷血溢 脾陽不振 腹痛

便溏 脉象弦數滑 再延防怯 王左 廿十里亭 甲午五月廿 日方

南沙參 三錢 苦桔梗 炒 野黄精 去 炒 炙黄耆 生 炒 荷蒂 三枚

野於朮 去 炒 雲茯苓 三錢 川百合 三錢 川貝母 去心 三錢 白粳米 荷包 三錢

扁豆衣 三錢 福橘絡 鹽水炒 炙甘草 炒紫苑茸 蜜炙 三錢 枇杷葉 蜜炙 炒

勞怯類

木和金鳴，各傷血溢，營衛兩虧，寒熱往來，肝氣串痛，側眠於左，失寒不復，損怯之漸，脉象弦數，擬方以匡人力。晴嵐和尚　廿一

紫菀茸蜜炙一錢　白蒺藜一錢　川貝母去心一錢　苦桔梗一錢　降香屑三分

春柴胡鱉血炒一錢　旋覆花包一錢　杭白芍炒一錢　粉甘草炙一錢　鮮枇杷葉去毛三片

西當歸身炒一錢　雲茯苓一錢　黃玉金一錢　福橘絡八分鹽水炒　榧子仁十粒打碎

水虧肝旺火載血上咳逆吐血已延月餘脈象弦
數再延防怯自家莬冬閏甲午正月廿四首方
海浮石煆三錢 黑山梔子一錢 建青黛一錢 川貝母去心二錢 白茅花二錢
瓜蔞霜一錢 生訶子一錢

產後崩漏休息華之天癸不調少腹結瘕攻沖作
痛營衛兩虧間日寒熱脈虛而濇恙屬陰損
勞怯難

雜勞　武右　甲午七月卅日方

金沸草包一錢半　杏仁　桔梗一錢　橘絡皮八分（葉）　青黛包一錢　鮮枇杷葉去毛三片

信前胡一錢半　川貝母一錢半　玉金一錢　炙甘草五分

製半夏一錢半　雲茯苓三錢　紫菀茸一錢

血不養肝，肝火灼肺，嗆逆頻仍，屢經吐血，咽痛音嗄，天癸渺少，肌形寒熱，曾經夜潮，脈象虛弦而數

再延防成肺痿

冬蟲夏草八分　紫菀錢半（蜜炙）　參貝陳皮一錢　川貝母（去心）三錢　金橄欖（磨汁沖）八分

苦桔梗八分　雲茯苓三錢　生甘草八分　杭白芍一錢　枇杷葉三片（去毛包）

南沙參三錢　百部蒸八分　筍衣四片

咯痰有陽絡受傷胃經失血肺腎交虧咳逆氣短

脉象虛細再延防怯解左　廿五歲　趙家庄　甲午八月廿四日方

勞怯類

百部錢　廣鬱金錢　川貝母去心二錢　炙甘草芽　枇杷葉刷毛三片　[illegible]

紫菀茸炙二錢　雲茯苓二錢　福橘絡鹽炒八分　苦桔梗錢　糯稻根鬚錢

南沙參二錢　紫石英鹽泥封煅二錢

胎前咳逆延及産後吐血甚夥　寒熱側眠脉象細

再時延防怯　鄭本城　甲午九月初六日方

紫菀茸二錢　雲茯苓二錢　廣鬱金錢　川貝母去心二錢　鮮枇杷葉去毛三片

淨歸身炒一錢　雲茯苓一錢　貢鬱金一錢　川貝母一錢　鮮枇杷葉去毛二片
（赭石　紫菀一錢　甘草一錢　福橘絡一錢　炒蔞皮一錢）
杭白芍一錢　苦桔梗一錢　天花粉一錢　保真膏二錢　開水和服

木扣金鳴，咯傷血溢，脾陽不振，大便不實，食少神疲，脉象數，擬方以希人力。　九月方

袁左　世兄家蓮　甲午九月

北沙參一錢　野貢精去一錢　扁豆衣一錢　參貝阿膠一錢　白桔梗米炒一錢
野於术炒一錢　雲茯苓二錢　苦桔梗一錢　薏苡仁一錢　荷葉蒂一枚

癆怯類

川貝母去心 二錢 黄芩錢八 炙甘草錢 紫菀茸炙 二錢

素本肝胆不和，帶疾内擾神明，加以木扣金鳴，絡

傷血溢，營衛兩虛，寒熱往來，脉象弦而再延防怯

李左 附北 甲午冬月廿三日方

抱木茯神二錢 淨歸身去 錢 鼈血胡八分 川貝母去心 二錢 蘆竹根尺 善八

苦桔梗錢 瓜蔞霜去油 八分 黄芩錢 福橘皮鹽水炒 絲錢 枇杷葉去毛 二錢

紫菀茸 蜜炙 二錢 杭白芍 二錢 炙甘草 [illegible] 法半夏 [illegible] 榧子仁 打碎 [illegible]

癆怯類

虛勞類

咳血先起隨後患病前月初吸受溫邪之後遷疲伏胃胸次痞塞穀食懶進脈象弦滑兩足防成瘵勞怯方獲效乃吉　蔡姓　六十八　六合　乙未四月佛日方

銀蝴蝶一錢　穀芽　鬚生熟各半　二錢　川貝母去心　二錢　福橘絡一錢　佛手鹽水炒　一錢　鮮枇杷葉刷毛　二片

四製於朮一錢　雲茯苓神各　地骨皮一錢　炙甘草一錢　雞內金炭　真霍斛草本

蘇梗半夏 平 黃芩 各錢

木火刑金陽絡受傷於是乾咳無痰曾經失血兩

脇串痛於右上痛心悸於脘穀食懶進脾胃大傷

脈象沉弦而數虛勞以脈擬方以善後方

何右四九西安年甲辰月初五日方

紫菀茸 蜜炙 平 黃芩 全錢 杭白芍 炒 平 炙甘草 茯 鮮枇杷葉 去毛 三片

水炒柴胡 茯苓 製半夏 炙鱉甲 廣鬱金 炒川貝母去心 辛榧子仁打碎 殼

西歸身炒 炙雲茯苓 辛苦桔梗 炙橘絡 連皮去皮 佛手 木石斛

先後天不足 營虧先見 痛急肝火灼肺 宿飲上升

遂令咳逆 音嗄 間或非勞 營衛兩虛 寒熱互見 經

遲 帶下 脘痛 漉漉 又兼 脉弦細 肝腎受傷 成虛勞

郝姓殤室 居陽府 甲午 六月初四日方

百藥煎八分　黃鬱金一錢　川貝母去心二錢　炮姜炭一錢　枇杷葉蜜炙三片

款冬花一錢　苦桔梗一錢　銀柴胡八分　五味子同杵四粒　榧子仁七枚

紫菀茸蜜炙一錢　罌粟殼八分　生甘草一錢　福橘絡八分

肺癰類

肺癰後作肺氣未復宿飲上干遂令咳逆時作時
且陽絡受戕胃絡失血脅脈不和背脊痹痛脈象
細而滑久延非宜　曹春兄甲午如月十六日方

鹿角霜三錢　宣木瓜（炒）錢半　福橘絡（鹽水炒）一錢　雲茯苓錢半　絲瓜絡（引）三錢
金毛狗脊三錢　紫菀茸（蜜炙）錢半　北五味子（乾姜同搗）一錢　吳玉金錢

製半夏錢 撰治己錢

已讀脈證難治之症擬方以盡人力

戴右焦先生 甲午秋月廿日

黃桂枝錢 雲茯苓三錢 粉甘草錢 苦桔梗錢 藕節去皮三枚

十大功勞錢 粉丹皮酒炒錢 福橘絡錢 葉荷根尺 鮮枇杷葉三片

川貝母去心三錢 吳栗根錢

風傷皮毛熱傷血脉衝積成膿釀成肺癰因努力
傷於肺絡吐血盈碗食少裡寐脉象弦數推分獲
穀乃吉

葦莖一兩 川貝母去心二錢 霜桑葉八分 苦桔梗錢 白茅根去心五錢
枇杷葉一錢 雲茯苓三錢 粉丹皮炒錢 甘草節錢 鮮柏葉刷毛三錢
薏米根一錢 杏仁泥三錢 炒穀芽三錢生熟各半 橘核絡一錢

已潰肺癰　錫箔包水中午　五月廿九日方　此益胆草恐是龍胆草之訛

忍冬藤 二錢 川貝母 去心 一錢 黄[illegible]石柏 一錢 益胆草 莖 一錢 鮮枇杷葉 二片 刷毛

米仁 三錢 生 梨皮 一錢 蘆根 一錢

右藥味用河水煎好去渣，徐徐代茶飲之，直劑煎

劑後改方，間服，均申刻服

西洋參 劉元和(?) 一錢 白芷 一錢 嫩蘆根 半 北[illegible]子 一錢 川貝母 去心 二錢

茯苓皮錢半

右藥共為細末用豬脬收諸口令世氣每早服錢

開水調服　此方每早清晨服無間

煎方

香稻根鬚　穀芽生熟各錢半三錢　杏仁泥二錢　福橘絡八分　蘆根三錢

黃芪根二錢　雲茯苓三錢　炒甘草五分　冬瓜仁三錢　枇杷葉去毛蜜炙三片

川貝母（去心）三錢 加泥 錢

已潰肺癰難治之症將方以盡人力

陳右五十八歲甲午八月二十日方

馬兜鈴一錢 川貝母（去心）三錢 冬瓜子（去）生炙甘草一錢 活水蘆根一尺（去節）

杏仁泥三錢 雲茯苓三錢 忍冬藤三錢 黃鬱金一錢 鮮枇杷葉三片（刷毛去筋）

桃仁泥一錢 福橘絡一錢（薑水炒） 苦桔梗一錢 薏苡仁根米

外感類

先後天不足，濕邪泛濫，三焦宿飲時作，背寒不適，不語，咳逆頻仍，脈象虛滑，再延恐由外感而成內傷。

郭先生 大港 乙未四月十六日方

苦桔梗五分 川貝母三錢 去心 二錢 前胡一錢 福橘絡 陳皮一錢 鹽水炒 鮮枇杷葉 刷毛

杏仁泥三錢 黃玉金一錢 炙甘草四分 雲茯苓三錢

鮮法半夏錢　粉葛根錢

休息已非一日　吸受外邪　身熱而渴　脈象浮數　慮

其正不敵邪　宗男　保盛　五歲　乙未四月廿五日方

粉葛根錢　川桂枝錢（姜汁）　粉甘草錢　六和麴錢　赤茯苓三錢

製半夏一錢　藿香梗錢　新會皮錢　白蔻衣（後下）八分　生姜皮錢

香豆豉錢

伏邪不同外越，為熱雖盛，而腹冷脈細，宜腎溫之，

寒格分獲效乃吉。

熟附片一錢　淡干姜一錢　葱白二根　引童便一盞　豬膽汁沖二羹匙

近日癟螺痧盛行，患此者早朝不保暮之勢，此方

神效無比，用亟錄之，以廣流傳。

以桂枝一錢　廣藿香一錢　蒼朮一錢五分　川厚朴一錢　茯苓　嫩桑枝一尺

吴茱萸三分 杭白芍二錢 新會皮一錢 西茯苓三錢 荷梗一尺

宣木瓜二錢 製半夏一錢五分 醋附子 焦白術 生姜

由痺症而帶下 吸受外邪 寒熱作嘔 脈象弦數虛

是正不敵邪——　光緒乙未年七月廿三日方

姜汁製夏二錢 雲茯苓二錢 紫蘇梗一錢 六和麯一錢 伏龍肝一兩 引

粉葛根一錢 福橘皮一錢 藿香梗一錢 白蔻衣五分

厚朴花 善竹

身熱作噦滞下頻仍務力再除應手為吉二

製半夏 三錢 省頭草 一錢 厚朴花 一錢 炙甘草 五分 荷葉 二錢 三錢

杭白芍 八分 赤茯苓 三錢 鮮谷芽 生熟各 福橘絡 四分 糯稻根鬚 五錢

老防風 一錢 冬瓜子 三錢 荷梗二尺 合仍日復診

濕邪困脾燥邪侵肺寒熱間日而作已經月餘

欬又形半月，脉象虚数，曾恐由外感而致内伤，勢防怯乙，未百先具方。

桑葉 錢 川桂枝 錢（去皮） 杭白芍 錢 六神麯 三錢 鮮枇葉 三片（去毛）

廣鬱金 錢 雲茯苓 錢 苦杏仁 錢（去皮尖） 福橘絡 錢（蜜水炙）

製半夏 錢 大貝母 錢 粉甘草 錢 苦桔梗 錢

天癸不調，過期而少，腹痛且形，但以外感，故身楚

不清食咽不甘按方先治之標乙未月廿日方

粉甘葛二錢 赤茯苓三錢 藿梗一錢五分 紫朴花一錢 引枇杷葉去毛

製半夏一錢 白蔻衣八分 新會皮一錢 陳只殼一錢

苦杏仁去皮 一錢 川木瓜一錢 蒼耆生一錢 荷甘草一錢

吸受外感外受內熱交作深虛正不敵邪致生枝節

袁太娘白朱甲午十月初三日方

鮮茅根 一兩 炙甘草 八分 雲茯苓 三錢 川貝母 三錢 白粳米 包 三錢

苦桔梗 五分 福橘絡皮 各錢半

咳逆便溏，上熱下寒顯然，加以涉夏入秋，寒熱較重，胸痞屢發，上下不交，穀食懶進，已十餘日矣。六陰遍乏，脈象虛數，病情夾雜，深慮正不敵邪，致生故變。

粉葛根一钱 黄芩（神麯炒）一钱 粉甘草五分 蘆薈一钱 苦桔梗一钱

銀柴胡一钱 川貝母（去心）一钱 煨白芍一钱 福橘皮（鹽水炒）一钱 白粳米一钱

麥冬去心一钱 蒲荷葉三枚

外邪已退，故方以善後法附。怡長翁年台甲午六月初七日方

製半夏一钱 野於术（枳實炒）一钱 雞内金（焙）一钱 真福橘皮（鹽水炒）一钱 糯稻根鬚一钱

六和麯一钱 赤茯苓一钱 炒甘草五分 冬瓜仁（去殻）一钱 早稻根鬚一本

白龕仁兄閣下英叢先生診

風邪襲肺夜飲上干遂令咳逆痰多數月不清脈象細滑已延半月擬方後當自可為宜

時届甲午六月初七日方

嫩前胡錢半 炒白蒺藜錢半去刺 川貝母錢半去心 粉甘草錢 鮮枇杷葉三片刷毛

炙黃耆生錢 紫蘇梗錢 明天麻上肩錢 苦桔梗錢 荊芥穗六分

製半夏三錢　會皮（葉貴）八分　信前胡一錢

案列前方吸要之詳以進不清擬方先后

時大元甲午九月初七日方

活靈磁石（煅）三錢　撫川芎一錢　製半夏一錢　福橘絡（鹽水炒）八分　雙鉤藤一錢

粉甘根一錢　白殭蠶一錢　南沙參三錢　白蒺藜三錢

春前胡一錢　黃蓍皮一錢

濕溫類

濕溫傳胸重痞脹塞 正不勝邪防生枝節

崇老先來城甲午六月 著方

杏仁泥三錢 淡干姜五分 川厚朴一錢 方通草一錢 鮮杷葉（毛）三片

白蔻仁（后下）一錢 川雅連（姜汁炒）一錢 福橘絡（薑炒）五分 貢香宝一錢 粗穀汁（沖服）一錢

製半夏五分 赤茯苓五分 赤茅根一錢

濕溫足及一月寒熱而清脉象細濡寒栗逆傷心

肥者往肯再足患生甚分之寒

假右症以合三年六甲午巧月十一日方

春柴胡錢半 製半夏錢半 炒姜皮錢半 橘甘草一錢 鮮枇杷葉三片（刷去毛）

粉甘草一錢 杏仁（去皮尖）一錢 大貝母三錢 君指殼錢半 甘露散三錢（包煎）

白蔻仁（後下）錢半 赤茯苓一錢 黃玉金錢半 新會皮一錢（搗）

移邪晚發身熱 結胸譫語已延二十日 脈象弦濡

治陽明變 姑右候家望 甲午四月廿四日方

犀角尖（磨汁沖） 鮮生地 黃芩 生石膏 一作 姜皮 茯苓 淡干姜 半 白茅根 一錢（淡竹）

鱉甲 附片 半 鬱金 半夏 二錢 赤茯苓 二錢 方通草 二錢

福橘皮 半（薑汁炒） 雞內金 （薑汁）炙

瘧疾類

向有肝鬱痰飲自客冬〻初受風咳逆頻仍未甯
調治靜養節食遂令陽絡受戕氣喘血痰氣逆血
溢動輒盈碗加以邪客少陽致成胎瘧已三候矣
脈象弦細而滑體虛證實攻兩難擬方當先標治
本證再議　澤海　公訂　味甫

製半夏 一錢 用姜霜 炒 化橘紅 金石斛 甘草 八分 引 生姜 二片

川貝母 去心 一錢 雲茯神 炒 一錢 旱蓮草 用飯鍋蒸透下 霜桑葉 一錢 福橘餅 [illegible] 一錢 紅棗 去核 三枚

茯苓 [illegible] 一錢 春砂仁 五分 引 新絳 一錢 降香屑 五分

初七日 加遼參鬚 一錢 大紅寶珠茶花 一朵

瘧後傷脾，脾虛濕困，陰陽[illegible]，面黃，食少，神疲，脈象弦細而遲，防其土敗。吳左 三墅 二六 甲午四月十五日方

野於术於潛者土炒 福橘絡蜜炙八分 鷄谷袋 真西砂仁三錢 陳姜渣一錢引

製半夏一錢 根米八分 楓石斛一錢 甜瓜子三錢去

雲茯苓三錢 炒谷麥芽各三錢 白蒺藜去一錢 烏販蘗三錢

時邪愈而復作陰氣先傷陽氣獨發但熱無寒渴

飲譫語是屬溫瘧脈象隨數擬方候政居所慮其

逆傳心胞之路今節光緒甲午二月初十日方

鮮葛根錢　石膏錢　生粉甘草千　白知母錢半

引　白粳米三錢　芦根个

泄瀉類

五年前遠後受寒飲邪入絡脾腎交虧少腹冷形每臍上作痛二及腰脘大便泄瀉脈象沉弦而緊根蒂已深非力圖不可擬宗先天四神丸月暮方

煨葛根錢 赤石脂錢 漢防己半 熟附片錢 引 通絡散錢

粳米炭錢 雲茯苓二錢 吳萸錢 福橘絡 鹽炒各 陳蕎麥錢

鴻內堂集

新疾方

腸澼

南沙參三錢 雲茯苓三錢 煨葛根一錢五分 碧半夏一錢 荷蒂三枚引

野於朮土炒一錢 川樸 活石一錢 炙甘草五分 福橘絡 藿香一錢 陳香櫞一錢

熟附片八分 防風根一錢

此病傳癸脾病傳腎也症及兩月已能脈象徑情

治之不易，擬方候商之。 一 戴柳西南京 乙未八月廿日方

太子參 辛 紫半夏 錢 川[illegible]活 各 茯苓 甘草 錢 斜 荷蒂 三枚

野於术 土炒焦 錢 雞內金 炒 真[illegible] 茅根 錢 當歸 陳 鹽炒 錢 糯稻根鬚 炒焦 可半

熟附片 錢 煨白芍 辛

暑濕凝滯，曲腸發泄純紅，腸澼已近三月有奇，脉象沉弦而滑，治之不易，擬方候商之。 七月初二日方

野於朮土炒二錢 樗根白皮炒一錢 苛嵐者米炒一錢 水炙柴胡八分 紅麴引一錢

煨甘葛五分 雲茯苓二錢 地榆片炒炭一錢 酒白楊皮炒黄一錢 荷蒂三枚

太子參一錢 綠升麻炙三分 果甘草四分 蘇半夏一錢

痢延日久 脾腎交虧 兩腿痺痛 將近一載 不獨下

痛寔痛也 脈象沉細 擬方如前之

梁大兄世盟 乙未九月初七日方

東洋參錢 製半夏錢 雲茯苓三錢 水炒柴胡錢 熟附片引 五分

甜冬朮土炒錢 宣木瓜土炒 [illegible]根 錢 福橘絡鹽水炒八分 走馬胎青錢冲服

大有耆炙三錢 綠升麻錢 川牛夕炒錢 粉甘炒 錢 油松節三錢

荷葉蒂三枚 糯稻根鬚三錢

暑濕內束，氣虛下陷，致成休息，已延八載，有奇脈

象弦細，根蒂過深，擬方力圖之方 李大兄君甫 丙五月廿日

野於术二錢 大防風一錢 炒當歸根一錢 製半夏一錢 建神麯二錢 引

太子參三錢 雲茯苓三錢 椿根皮炒三錢 福橘皮蜜炙一錢 荷葉蒂二枚

熟附片五分 川獨活各一錢 炙甘草一錢 烏飯葉一錢

客夏邪客少陽、明，或瘧或痢，反復無常，瘧雖早

解而大便或痢利或痢，脈象沉弦，休息已著，治之不

易，擬方善爲當可爲功 吴沐翁高翊戊冬月十五日方

老山高麗參一錢 青龍齒煅三錢 製半夏一錢半 上肉桂去粗皮五分 紅麴三錢

天生野於朮一錢 雲茯苓三錢 懷白芍一錢半 炙甘草五分 扁荳衣

綠升麻炙三分 水炒柴胡五分 當歸 白椿皮炙一錢 懷葛根一錢

由利而痢此病傳脾脾病傳腎也刻下次數無多

覺有不淨之狀脈象虛弦擬方以善其後

景裕翁 戊冬月 十五日方

野於术炒二錢　煨白芍一錢半　福橘皮炒一錢　太原甘草炙三分　糯稻根鬚五錢

老山木香煨一錢　藿香梗一錢　雲茯苓一錢半　大防風八分　荷葉一角

北沙參一錢半　煨乾葛一錢

子癰

三年前吐血，調治愈後，刻下濕熱下注，釀成子癰，大便化紅，脘下胸中嘈雜，飲食減少，脈象弦細，舌延防虚土敗，蒙左下兩上已日方

煨甘葛錢半 雲茯苓一錢 煨白芍一錢半 防風根八分 引 建仁抽一錢
製半夏一錢 福橘絡各八分 炙甘草八分 冬辰瓣去毋 荷蒂二枚
炮薑霜一錢 地榆炭二錢

肝脾不和，濕瘀互結，脘腹脹痛，按之有形，兼之濕熱內蘊，由腸致成赤白滯下，脉象弦滑，舌苔黃膩，治宜生敗。

朱右 太平州

案列前方上熱下寒勞嗽（難）無底擬一方圖之

朱太嫂 大陰 甲午四月廿五日方

紫菀茸（炙）二錢 冬瓜子三錢 野黃芝一錢 炙甘草四分 掌來百粒

審於朮一錢 雲茯苓神（各）三錢 北条參一錢 福橘絡（各）一錢 荷葉蒂五枚

黃蘆生二錢 川貝母二錢 苦桔梗一錢 左牡蠣（煅）半

承示外患消兩腋起膏藥兩攝不當如斯之神奇

也细揣其故是屡温热未净气血下陷也拟方益

阴仍祈酌用　朱子甫　甲午五月十三日　拟

西洋参钱　首乌藤钱半　干姜霜钱去壳　川贝母二钱去心　枇杷叶三片去毛蜜炙

黄芩金钱　牡丹皮钱炒　紫菀茸二钱蜜炙　甘草分

橘络分　霜桑叶钱蜜炙　炒白芍二钱　苦竹根钱去节

暑湿内蕴由肠致成滞下间有红白腹中痛痛有

按脈象絃細已延半載治之匪易擬方緩圖之

黄季翁六十一秦虞甲午四月廿五日方

東洋參一錢　西白檽皮蜜炙一錢　煨甘芍二錢　炙甘草五分　橘絡　橘根　陳皮八分

上肉桂去皮同研一錢　奇嵐香水沖三分　熟附片一錢　製半夏二錢　荷蒂三枚

甜冬朮土炒透一錢　川獨活炒各一錢　煨白芍二錢　雲茯苓三錢

六年前產後致成休息穀食減少天癸不調脈象

沉弦再延防其土敗 特右廿二年戌甲午六月廿六日方

太子參錢 漢防己錢 水柴胡八分 滌飲散錢 穭稻根半

製蒼朮錢 綠升麻八分 雲茯苓錢 開口吳萸錢 吳蔚帶夜

太有蔻炭錢 煨甘草八分 雞穀袋炒焦錢 熟附片八分

命火不足脾胃受傷水飲停中每作時上吐下利

少腹膨脹脈象弦滑擬方力圖之 王大先 姑利甲午

九月某日方

益智子（鹽水炒）二錢　白蔻仁（後下）一錢　罌粟殼　木香　煨　炮姜一錢　陳皮姜渣一錢

姜汁炒黨參二錢　雲茯苓二錢　熟附片一錢　黃玉金一錢

福橘撇皮（鹽水炒）一錢　漢防己一錢

痺癖之漸　擬方以盡人力（金男保　人乡中堡庄　甲午十月初六日方）

野於朮（土炒）二錢　雞內金（焙）　真福橘皮（蜜炙）一錢　老木香一錢　荷蒂　枚

太子參二錢　雲茯苓二錢　粉甘草一錢　炒鬚　大谷芽（生熟各半）二錢　陳倉米一錢

煨葛根錢　藿梗錢

瘡濕類

瘡濕傷內面浮肢腫脈象弦濡擬元戎五苓湯獲效乃吉

茯苓皮半 小胡麻錢 川厚朴(姜汁炒)錢 福橘絡皮(薑黃各)錢 冬瓜皮半

川羌活錢 建澤瀉一錢 豬苓錢 腹皮絨(炒)錢 生姜皮衣

川桂枝(麦麸炒)錢 青防風錢

風濕擾於營分遊風之漸擬方列圖之

黄相公 六合 丁酉五月廿一日方

白花蛇（酒炙）二錢 杭白芍（炒）錢 淨蟬衣廿只 雞內金（炙）三錢 真省頭草（引）

大胡麻（炒）錢 大楓子肉二錢 粉甘草八分 福橘絡皮（鹽水炒）八分 河水煎

淨歸身（酒炒）錢 地膚子二錢 冬瓜仁（炒）四錢

脾虛生濕血熱生風遂至癮疹大作間有寒熱脉

象症濕搽方錄圖之全蓋留如十二蕨甲午秋月初六日方

北大胡麻各錢　蛇床子錢　大防風錢　淨歸身錢半　冬瓜瓣錢

淨蟬衣錢　赤茯苓三錢　新會皮錢半　荆芥穗一錢

何首烏三錢　鼠粘子炒錢

素本肝旺膽虛多濕多痰調治已經漸愈近來脾虛生濕血燥生風遍身生顆而癢淌水亦多每脉數

弦滑按方圓之

柴胡麻炒一錢　雲茯神各一錢　亂梔子一錢　麥冬辰仁一錢引　省取炒錢

淨蟬衣八分　製半夏一錢　福橘絡皮各八分　大楓子一錢

白蒺藜去刺　地膚子一錢

肝膽不和鬱痰伏胃胸中懊憹煩躁多食善飢項

生瘰每至秋深皮膚甲指易於生裂心慌頭旋脈

象弦滑振 方並面之 時令正冬家市甲午唐和月廿日方

左牡蠣醋煅 炙半夏 木香 枳殼麩炒 雲茯苓 杏仁 竹心 草果

石決 生杜仲後入 桑寄生 抱木茯神 苡仁 生扁豆 竹根 鮮荷梗

川貝母去心 雲茯神 桑葉

寒濕發

寒濕伏於脾胃腸邊偏據右脅神熱寒熱嘔吐甚

屢發偏右延及廿載根蒂過深難痊為不可

四家上瀉四十二字正午日廿百方

木防己 赤用上姜皮 茯苓 通絡散 寒延胡 陽 益母艾

蘇梗 附片 丹 雲苓 華 川桂枝 木 枳椇 姜 蔻 生姜 煨 炙

趙半夜示宣本在素示後石癖中馬

足下雖繫於奇佳遂西北迺清模痕屢類傷氣脈惡

從臣已近中歲根蒂已深非復前不可伯謝足下卸

想根柳苦侯防已未庚移御根無篆畢乎引與海諭五

宣本夜馬示數半夜可厚杜乞下踐根子幸

雲龕林哲方藥附片中

黄疸類

右疸已延月餘，濕痰逗阻三焦，胸次嘈雜，脈象弦滑，舌苔灰膩，脘悶。治以五苓、大陷，參以自擬之方。

海金沙三錢　厚朴七分　薑半夏二錢　茯苓　蒼木　廣橘絡一錢　香竹根

瑞炒生結　白蔻仁五分　茵陳蒿二錢　赤茯苓一錢

[illegible]

穀疳湯痛見輕脈象細滑再延防千金皮

陳皮甘一甲午五月初旬 令

梅花沙參雞距粉丹皮西茵陳赤苓玉竹川石斛[illegible]

砂仁[illegible] 桑枝 炙黃芪 中 赤茯苓 米仁[illegible]

[illegible]附子[illegible]炙甘草 [illegible]

[illegible]

濕温纏綿之症，脘中懊憹，近來發熱，間有寒熱，自
汗淋漓，大便艱澀，黑膩，脉象細數，少寐，胸悶，大便
且屬苔垢，擬二陳合芳香淡滲之

法半夏二錢 白茯神三錢 赤茯苓錢半 佩蘭葉一錢
陽明金真 煅決明錢半 北沙參一錢 大豆卷三錢 霍石斛一錢
西茵陳二錢 白蔻衣五分 生薏仁三錢 益元散二錢

平漏類

素本肾虛寒，痰自正月初五起出膿，继以動血，

陽偶痛，嗽細，兼立症屬虚寒，平漏，擬方如左：

書於乙未正月廿日方

潞黨參三錢，於朮、茯神各三錢，法半夏錢半，炙金櫻錢半，白蒺藜錢半，

竹茹、白附子八分，白殭蠶錢半，木瓜、橘絡、絲瓜絡錢半，炙甘草五分，桑寄生錢半

白茯苓去皮 六分 童便製附片四分 西洋參 加多邊桂 六分 用水先天明下

喉症類

肝胃不和，脘中脹痛，加以寒熱，上冲喉痛，不能飲食，子丑月矣，再延防變。方

金鈴子 枳殼 延胡索 八月札

元武版（炙） 天冬 苦桔梗 射干 川貝母 二錢 引青果橄欖一粒（磨汁冲服）

珍珠母（鹽陀封燉） 天冬 飛辰砂（冲服） 玄[illegible] 川遠 橝[illegible]

水不制火，濕熱上攻，遂令咽喉爛痛，愈而復作，脈

脈弦細且數　此屬虛實夾雜　補瀉殊難　惟宗斟酌　當參權宜以觀進退

淡蓯蓉　懷牛膝　木蝴蝶　紫石英

金石斛　霜桑葉　滁菊花　柏子仁

水不涵木類

肾本作強之官伎巧出焉肝本將軍之官謀慮出焉任其勞碌損含將肾自傷肾衰水不涵木精氣暗虧肝木失涵養之源氣火易於騰逆加之每时抑鬱肝木未伸遂使脘膈之氣由直而曲轉刑中勉電不勝土弱脈清人由刑瘦要是肝肾為起病

之源中土為受病之地所以處治為難速退皆從前時調治方針果能恰情操懷以佐培化源木之前功自可收後將此後之效是否韙之 李城林重康

何首烏三錢 霜桑葉二錢 金石斛二錢 穞豆衣二錢 黑芝麻錢半

西潞黨二錢 懷牛膝錢半 川續斷二錢 小川連二錢 烏梅肉錢半

霍斛子二錢 合歡花二錢 黑乾薑炭錢半 白蒺藜二錢 蓮子心錢半

陳皮各二錢　枳殼各一兩

右爲共碾極細末，用飴糖爲丸，如川椒子大。

每服二錢，陳皮茶湯送下。

朱耘非先生醫案一卷無名氏醫案一卷

〔清〕朱耘非等撰　〔清〕曉岑抄輯

清抄本

朱耘非先生醫案一卷無名氏醫案一卷

本書爲中醫醫案著作。撰輯者生平不詳。本書前半部分收録朱耘非治療咳嗽、嘔吐、痼症、瘧、尿血等内科病醫案四十一則，後半部分附無名氏醫案數則。另外，此書另有一民國抄本，書前有彭守文於民國二十年（一九三一）所作序言，其言：『療病者，濟民之道，自仲景先師究醫理，敖氏以濟世垂今，無訛是爲醫道之至聖也，何其多得。故今人有知醫理者，無不宗其道、探其情，然其案語者，皆未有也，及至清代良醫并出案語，方發其精，詳之立言、用藥之妙，及時之盛，今時之未有也。而今得耘非先生之醫案，其精詳立言，斷論有方，濟活人民千萬，亦可爲醫家之光。雖不能勝於清代，可爲鼎足之二。惜其居鄉里，而知其能者不過都邑之境，未顯其大能，真不謂太息乎！故聊書所語弁其首而已。時在民國廿年辛未歲孟春月彭守文識。』本書雖然醫案不多，但是用藥精簡，有葉氏遺風。

朱耘非先生醫案

朱耘非先生醫案

丁左　咳嗽脈弦舌白不渴胸次漉漉有聲納食尤甚飲邪致病其形如繪雖去年秋令曾聞失血而此際病情寔非柔陰可進蓋痰與飲雖可概稱陰類若細推之一兼屬陽一全是陰痰有因熱因燥宜清宜潤者多飲惟傷冷傷濕宜燥宜溫者衆治法懸殊難容混合

是以仲景先聖分五飲之名而設苓桂朮甘等法務在通陽泄濁扶脾滲濕為主種種柔陰不聞雜進茲承下問敢不效顰

茯苓　桂枝　冬朮　甘草　半夏

橘紅　乾姜

謝右脾受木乘水精不布浮腫嘔吐脘痛脉濡法當和肝

培土以治本分泄三焦以治標

茯苓帶皮　生白朮　川通草　製半夏

鬱金老　小青皮　製香附　川桂枝

伏龍肝

張左

津氣並虛餘邪餘滯未清安危未定

北沙參　川石斛　元參　橘白

焦穀芽　蘇子

李左　痰火風相煽陡然昏厥痰涎壅盛此即肝癇症也糾
纏難治莫此為甚
羚羊角　鈎鈎　甘菊　石決明
元參　冬桑葉　丹皮　茯苓
川貝母　陳胆星

王左　腸胃液枯痰氣交阻噎膈已成難許無妨勉擬五汁飲意調之

荸薺汁　蘿蔔汁　韭菜汁

人乳汁　水姜汁　佛手露

鮮竹瀝　枇杷葉露

張左　脉象沉微舌色光亮一為元氣將竭一為津液告

匱豈年高痢久者所宜勉擬甘酸化陰法

人參　白芍　於朮　茯苓　炙草

粳米　姜炭　赤石脂

杳右　咳嗽喘促時發時止於茲有年其由初總邪入於裡侵於肺俞故爍津液為痰阻遏氣化使然其發必有新邪引動伏邪故也擬先以仲景法治之

旋覆花　大杏仁　半夏　茯苓塊
北沙參　炙甘艸　橘紅　代赭石
白薇

王左　仲景云風濕相摶一身盡腫此之謂也擬上下分消
前胡　杏仁　枳實　桔梗　橘紅
防風　防巳　獨活　姜皮　絲瓜絡

周左　有形之痰粘滯於胃形無之氣失於下降故反上逆

為嘔可稱不內外因之症無從鎮攝為治擬溫胆法

枳實　半夏　甘草　陳皮　竹茹

生姜　蘇子　杏仁　枇杷葉

龐右　腎虛不能生木木必燥而生風脾虛不能散精必聚

而為痰痰隨風湧既若水泛狂波則肺與胞絡何異

扁舟浮海，縱不傾覆，亦受顛危。是以舊秋至今，日苦多恐多驚，心悸不寐，稍一舉動即有似咳似厄之狀。所慮者，久病脉象古稱宜小，久病納穀古稱是實。今診左右寸關俱弦大而兼滑，即所飲所食較之平昔亦僅十中一二，非所宜也。姑擬熄風化痰，寧土養肝法。

人参　白朮　茯苓　炙草　半夏

天麻　首烏　廣皮　桂木

吴右

有聲無痰是名為咳不可稱嗽起於病後應責下虛

氣逆為治

嵗衣胡桃肉　茯苓　牛膝　石決明

甘杞子　橘紅　黨參　紫石英

陸右　二三陰瘧疾初愈正氣津液還虛補中益氣法治

北沙参　當歸　生冬朮　綠升麻

生綿芪　欝金[illegible]新會皮　鮮石斛

净柴胡

沈左　脉来弦数右三部滑大兼数按之皆空緣體豐積濕

嗜飲積熱濕熱交蒸肺失清肅結聚為癰癰成膿血不

特從口而出抑且轉由大腸而下其形如痢(非痢)此際正氣已虛補則礙熱洩則害正治法甚為掣肘勉以肅肺養陰扶土和胃佐以徹熱之品兾其遷延或有生機於萬一

白玉沙參　生米仁　阿膠　甘草

馬兜鈴　桔梗　白芨　銀花

牛蒡子　鮮稻葉

又

伏熱成癰肺之氣液化為膿血直達大腸似痢腹痛肛墜神倦氣餒舌絳少納坤土已受其戕肺無所賴以生當此燥令熱猶不肅氣猶不振將何恃而不恐再擬扶土生金養陰徹熱法以圖僥倖於萬一

白玉沙參　生米仁　阿膠　甘草

桔梗　馬兜鈴　牛蒡子　銀花

桑白皮　〃鮮稻葉

項左熱被寒遏則營衛氣阻腠理緻密是以汗無從泄熱

無從解仍擬辛凉解散望不内閉為妥

薄荷　豆豉　葱白頭　枳殼

半曲　杏仁　鬱金　水姜

彭左　濕熱交蒸脾肺絡傷咳嗽痰紅浮腫便溏脈虛帶數

值此一陽將動其勢甚危不妥勉擬千金法

活水蘆根　粉丹皮　米仁　白薇

冬瓜子　茯苓　桑白皮　側柏葉

鬱金磨汁沖

蘇左　瘧後腹中結瘕此名瘧母擬和肝肺法治

炙鱉甲　小青皮　黃芩　小厚朴
肥知母　炒菓仁　青蒿　海南子

陸右　似瘧淹纏月餘不已伏邪阻氣手少陽形瘧當先泄
之
豆卷　半夏　赤苓　廣藿　鬱金
通草　枳實　海南子

武左　先便後血此遠血也當以通補肝腎法主治

熟地　杜仲　米仁　柴胡　升麻

茆朮　炮姜　茯苓　枸杞

戚右　久嗽舌白痰有鹹味脉細且數痞悶少納都是伏熱傷肺氣失宣化使然正陰已虧防成肺痿擬理肺扶中法

枇杷葉　杏仁　米仁　茯苓

白前　桑白皮　蘇莖　橘紅

扁豆　絲瓜絡

王右　久嗽舌白痰有穢氣乃熱被寒鬱肺氣不宜故也擬

先開提肺氣為主

前胡　杏仁　大力子　冬瓜子

象貝　枳實　桔梗　絲瓜絡

水姜皮

王右　積鬱積勞過悲過慮君火不寧相火亦動二火相煽則風自火出痰隨風湧瀰漫心胞神識於是乎昏昧四肢於是乎搐搦汗由是而常多舌由是而短縮謂之柔痙誠屬近理第思心為君主宰人一身義不受邪

若受邪為病較之他藏更險更捷，局可泛視，擬十味温胆法，

参入熄風化痰意

元参　石菖蒲　遠志　橘紅

半夏　枳實　杭菊　竹茹

茯神　石决明

冲入水飛青黛

又

外不寒熱熱內不燥渴病非客感已屬顯然此神昏譫語四肢搐搦頭搖舌縮脈弦按滑當汗出津津豈非君相火炎引動內風為瘛但二火內風擾屬無形苟無有形之痰瀰漫心胞斷不昏昧若此若惟熄風化火不兼利竅滌痰恐更難於奏效仍以十味溫膽加減

君受和

半夏　茯神　羚羊　石菖蒲

鮮竹茹　橘紅　枳寔　鉤勾

遠志　辰砂拌燈心

又

接服滌痰利竅化火熄風法後，痙勢已緩，神識未清，舌胎轉厚，轉灰，脉象沉弦沉滑，雖無形之痰風火其鋒頗銼，而有形之痰食其情未化，倘一元氣不支，津

液乍增仍慮危機接至再以温胆法參入熄風陷胸意

川黄連　羚羊角　鈎藤勾　半夏

竹茹　茯神　瓜蔞皮　枳實

魏左　咳嗽失血午後必熱營陰雖虛尚有絡瘀阻閉不可常恃補養從嘉言先生血閉法

脘一案

鄧左濕中生

生ゝ盛生ゝ胃

脘痞痛ゝ甚則

厥嘔以酸ゝ甚辛

法　姜以連　淡吳萸

川楝子　延胡索　木瓜　青皮　海南子　陳皮子

旋覆花　新絳　牛膝　丹皮

杏仁　白薇　鬱金　山梔

冬瓜子　蘆根

吳左　風痰交阻肺氣窒塞脉形糢糊舌絳胎白呼吸不利聲若蛙鳴擬仲景法

射干　麻黄　殭蚕　橘紅　生甘草

杏仁　桔梗　竹茹　絲瓜絡

吴左　濕熱傷中中滿不舒舌絳脉弦應從氣分宣泄

茯苓皮　防風　葛花　鷄距子

通草　海南子　蔻仁　鬱金

地栗

邢左　咳嗽失血舌紅口燥起於病後是液枯風動肺胃絡

傷所致清養爲主

原生地　石膏　牛膝　丹皮

麥冬　石決明　杭菊　白薇

表五

濕痰交阻於中脾陽胃陽被其鬱遏是以納穀不化

日暮必吐清不可溫不可先理中焦以冀二陽宣曠

或可不至成號

枇杷葉　杏仁　半夏　茯苓

淡姜渣　橘紅　白蔻　鬱金

糖球

吳左　寒熱煩躁吐蚘泄瀉脉來右部少神左部沉伏此皆

伏暑内發欲入厥陰之候最易厥脱勿輕忽之

柴胡　半夏　山梔　生山查

竹茹　赤苓　廣皮　姜皮

陳左伏暑内發新涼外觸汗少熱甚脉短且數苟非咳嗽

發疹易有昏陷之虞擬先以涼解[illegible]佐以微辛以冀

得汗再商

豆豉　山梔　白杏仁　葱白頭

桔梗　枳殼　連翹　查炭　姜皮

吴左　伏暑爲病，病必自内達外。素虚體質，恐其正不勝邪，遷時昏昧，斷不可視爲易常，仍擬和中法。

半夏　赤苓　厚朴　廣皮　竹茹

香薷　枳實　姜皮

武左　咳喘有年，遇寒即發，雖屬痰飲之累，亦由肝腎之虚，擬金水六君加減。

熟地　雲苓　炙草　陳皮　沉香

杏仁　半夏　旋覆花　浮石　胡桃

楊左　病後腹脹不能納穀總屬濕熱阻氣使然已經氣逆

如喘難許無妨勉擬分泄三焦

帶皮茯苓　滑石　通草　海南子

大豆黃卷　薏仁　杏仁　赤豆皮

又

暑濕鬱閉膀胱之氣化三焦之決瀆僨失其權是以三腹臍脹脉數不揚擬從經義開鬼门潔淨府意

防風

前胡　杏仁　大腹皮　通草

建曲　滑石　白蔻　茯苓皮

赤苓皮

陸左　身熱脉大不食俱屬痢症所忌且今時屆暮秋年已近六晚發之邪難以外達不可泛視

葛根　黄芩　滑石　通草　木瓜

防風　廣藿　海石

陸左　肺經有熱胃中有痰痰阻中氣則心下時痛熱逢陽旺則晨必咳嗽頭疼此屬不內外因之症並從攻表

攻裏擬溫胆法加姜黃

呂左肺受火刑則衛氣不密故多汗而咳嗽若再淹纏恐成肺痿

元参　地骨皮　生米仁　白薇

蛤殼　杏仁　川貝母　活水蘆根

夏右熱傷肺絡咳有紅痰痰有穢氣久延脈軟恐成肺痿

擬千金法

活水蘆根　杏仁　冬瓜子　米仁

象貝母　丹皮　桑白薇　絲瓜絡

已右奇經八脈空乏衝脈之火上行清道致有咳嗽腰疼

今緣舌苔黃厚來便即與甘膩姑先清理上焦

活水蘆根　枇杷叶　杏仁　冬瓜子

生米仁　石决明　白薇　女珍子

穞豆皮

陸右　咳嗽寒熱作止有常此為肺瘧瘧不越伏暑為患值

此足太陰司胎恐其内传為痢擬先開泄上焦

前胡　杏仁　淡芩　廣皮　通艸

蘇梗　桔梗　姜皮

胡右伏氣新凉奏合為病寒熱如瘧[頭痛]悶心法當用先理中上二焦

大豆卷　半夏　赤苓　蟬衣　枳殼

廣藿梗　神麯　姜皮

周左暑邪久蘊變現為瘧邪下陷陰絡被傷致又腰痛溲血雖屬外因之累亦由肝腎之虛治法甚為棘手勉擬清暑絡法

桑叶　丹皮　青蒿　炒荊芥　白薇

細生地　甘草梢　小木通　廣鬱金　琥珀末

又

脉微氣促溲痛溲血肝腎既虛腑熱未清脈機將露未必無

虞　勉擬通補法

細生地　甘草　丹皮炭　鬱金

小木通　白薇　茯苓　杜仲

呂左　肝陰腎液枯燥於下　相火內風升騰於上　或麻木或眩暈　主

或咽喉不利語言蹇澀　或神識恍惚耳鳴不寐種種見端明

明中象獨是中之為病無痰不成未可專責乎風惟痰與風

合風煽痰湧諸截經絡始能成中且其平昔好飲苦茗常白

口膩不渴凝痰積濕理必有之若徒進柔陰恐有動痰之

弊仍宜熄風化痰法治

羚羊角　鈎勾　人中白　桑叶
冬瓜子　蛤殼　青黛　丹皮

痙

稽左冬温内陷陽津陰液被其劫爍木無所頼以涵是化風化火升騰於上不獨痙厥兼作神昏不語且已呼吸氣粗声如拽鋸脱機已近難望回春勉擬熄風化火育陰降痰法以卜生機於萬一

犀角　羚羊角　活鱉甲　龜板
蛤殼　甘菊花　石決明　方諸水
杏仁　海浮石

李左

蘊伏之邪中有濕濁之邪蒙蔽則三焦氣阻決瀆之令不行是以腹痛作脹舌白波糙大便溏泄寒熱以癃擬先分泄三焦

大豆卷　赤苓　通草　滑石　海南子

大杏仁　蔻仁　廣藿　蔞皮

以上是朱耘非先生医案

以下不知何人医案因訂在一處故併錄之 曉岑識

張右病後氣血兩虛肝脾不調少腹時〻痛脈弦帶數舌苔根白宜

和養調理

西黨參　白朮炭　雲茯苓　新會皮

炙甘草　粉當鬚　東白芍　製香附

台烏藥　川楝子　細白薇　縮砂仁

佩蘭葉

貢左肺陰久虧夜分仍熱仍咳背微惡寒陽分亦虧衰弱脈右浮

數左虛小益[illegible]當佐養陽

大生地　大麥冬　元武板　西黨參

綿西芪　雲茯苓　懷山药　長牛膝炭
粉丹皮　炙甘草　黑山梔　枇杷葉

王　右　血鬱肝氣滞肝不條暢
川楝子　延胡索　當歸　炮姜
查炭　香附　新會皮　台烏药
枳殼　砂仁　栙香

石　右　陰不上承氣炎升浮
旋覆花　杏仁　冬桑葉　丹皮
大麥冬　北沙參　新會皮　茯苓

枳殼　長牛膝　白薇　石決明

黄　右脉右浮弦肺中痰熱壅結日吸氣火上炎喘鳴不得卧春木升旺下降之機殊少非易治也

旋覆花　杏仁　射干　白前

枳殼炭　銀杏　甘草　長牛膝

石決明

孫　左淋濁變積是瘀熱下滲二腸久病未易治也

川萆薢　赤苓　猪苓　澤瀉

黑山梔　木通　牛膝炭　塊滑石

白术　新會皮　桔梗　查炭
淡竹葉　燈心

張左　絡傷肝逆陽升血溢微咳

旋覆花　新絳头　茜根炭　丹皮炭
細生地　當歸炭　牛膝炭　黑山梔
冬桑葉　杏仁　石決明　絲瓜絡
紅綿稻根鬚

又復　大生地　丹皮　白芍　當歸
上洋參　大麥冬　冬桑叶　杏仁

旋覆花　新絳　牛膝炭　石決明
絲瓜經

周左　瘧爲濕熱久擾之邪食物失調更傷脾胃濁升胸脘䐜脹氣
陷則腹痛便積脈弦數帶滑和中調氣爲先
製小朴　廣木香　枳實炭　新會皮
法半夏　黃芩　柴胡　桔梗
赤苓　焦曲　白蔻仁　川通草
生薑

夏左　久咳絡傷屢屢失血痰多音嘶脈浮大帶數此治節失降痰

泛火逆非小可之恙

旋覆花　新絳　髭鬚　杏仁

北沙參　橘紅　桑叶　茜根[illegible]

丹皮　麥冬　象貝　絲瓜絡

紅糟　稻根鬚

任左　久痢傷脾積痰咳嗽

焦白朮　防風　半夏　橘紅

茯苓　炙甘草　木香　砂仁

枳殼　焦曲　杏仁　焦荷叶

紅棗

錢　右金鬱肘不泄痰熱蘊結喘鳴阻塞仍然脉弦小緊

開泄上焦為治

黃麻蜜炙　射干　桔梗　杏仁

生甘草　枳殼　川貝　前胡

旋覆花　橘紅　薄荷　葱管

秦左 痢減咳重瘥未已脉弦細調濕熱以和中

生白朮　製川朴　杏仁　製半夏

橘紅　象貝　黃芩　枳殼

生甘草　柴胡　赤苓

王右 氣不攝血肝用大過經不及期而多瘀滯腹痛

脉弱養心脾以和肝木

綿黄芪　西黨参　白朮炒　當歸

白芍　酸棗仁　遠志肉　新會皮

廣木香　炙甘草　丹皮　葛中根

龍眼肉　血餘炭

徐右　心脾血虛木少榮養經來發熱肢麻頭眩脈弦細養血和陽熄風調治

西黨參　白朮炭　當歸炭　白芍
雲茯神　酸棗仁　遠志肉　左牡蠣
阿膠　丹皮　穭頭皮　木香
冬桑叶　炙甘草　紅棗

張左
勞乏陽虛汗多頭眩脈弦
西黨參　綿黃芪　白朮　當歸

茯苓　生左牡蠣　丹皮　廣皮

牛膝炭　澤瀉　炙甘草　紅棗

楊左　病後體虛未復風溫留戀舌白咳嗆嗽宜清補調

養

上洋參　白朮炭　炙甘草　雲茯苓

新會皮　冬桑叶　米仁　杏仁

大麥皮冬　淮山藥　紅棗二

秦左　瀉痢或減或增舌白脈弦細數濕熱轉輾不淨

中土日加困頓口腹不慎難許奏功

綿黃芪　西党參　白朮炒　新會皮

當歸　炙甘草　升麻　柴胡

赤苓　砂仁　生熟穀芽　川通草

姜太太

夏左痰火相襍咳嗽不已脉弦滑帶數氣火俱逆肺陰日耗矣清降和絡調之

旋覆花　新絳　杏仁　北沙參

大麥冬　茯苓　冬桑叶　丹皮

生蛤殼　牛膝炭　茜根炭　枇杷叶

范左　咳而夜熱是陰虚火動肺金受刑也背微怯寒

脉帶弦數陽亦失温養之氣也益脉和陽少佐清金

嫩紅稻根須　糯

生熟地　元武板　西党参　綿西芪

大麥冬　茯苓　懷山葯　長牛膝

粉丹皮　白芍　炙甘草　枇杷叶

紅棗

朱左　濕熱伏邪久〻留戀足跗微浮脈仍浮弦舌白邊絳猶是餘邪未卸淨健中和卸調之

西黨參　焦白朮　雲茯苓　炙甘草

新會皮　製半夏　柴胡　黃芩

澤瀉　猪苓　川通草　姜棗

林　右　痰哮夙恙乘寒發作咳嗽喘不得臥脉右鬱治宜溫化

桂枝木　生白朮　雲茯苓　炙甘草

蘇子　橘紅　製半夏　杏仁

旋覆花　桑白皮　枳殼　姜汁炒竹茹

繆　右　經不調淋帶綿延腰腹痛墜脈弦左虛下虛濕

熱氣陷調補宜用

西黨參　焦白朮　炙甘草　雲茯苓

當歸　白芍　川續斷　厚杜仲

新會皮　製香附　生左牡蠣

丁左

濕熱素多瘧邪留戀脉弦小數舌苔白厚中黄

中虛邪不易化宜和中調之

白朮　蒼朮　製半夏　新会皮
製小朴　草果仁　赤苓　澤瀉
大腹皮　黄芩　知母

揚
右陰不制陽虛浮動咳嗽咽痛舌白脉浮弦
大生地　大麥冬　上洋參　冬桑叶
丹皮　杏仁　知母　生甘草

橘紅　雲茯苓　青菓

郁左　操持過節，心腎內傷，精血少養，先曾腰痛心煩，今則左腿骨疼無力，脈微弦帶數，宜補益調養。

大熟地　懷山藥　雲茯苓　丹皮

當歸　西党參　製冬朮　厚杜仲

川續斷　補骨脂　宣木瓜　大秦艽

毛金狗脊　甘杞子

右味爲末虎骨桒枝膏收入熬膏

陈　右脉弦右泣潘脘痞氣脹心中疼熱噫逆嘔痰納穀

不舒舌白便溏此鬱肝抑傷中土虛木乘老年有噎膈

之虞

吴萸汁　旋覆花　代赭石　製半夏

炒川連

新会皮　炙甘草　西黨参　雲茯苓
白蔻仁　烏梅炭　姜汁炒竹茹　沉香汁
李左　濕熱久據，轉成三瘧，春令木火升浮，血隨妄行，
而飢，舌黃罩，納穀少運，脾胃亦不清化，從和化法
製半夏　黃芩　炙鱉甲　知母
赤苓　製小朴　檳榔　焦曲

廣皮　蔻仁　丹皮　川通草
姜棗

葉左　濕熱稍化表陽仍弱和中養陽調治

桂枝木　生白朮　製半夏　西黨參
雲茯苓　炙甘草　焦茅朮　新會皮
砂仁　澤瀉　焦穀芽

范左　交節咳嗆仍見血新寒遏襲表陽鬱未內熱又

作脈弦微緊益陰和陽稍增損之

綿芪　西党參　大熟地　大麥冬

懷山藥　苓下茯上　牛膝炭　丹皮

杏仁　川貝母　炙甘草　東白芍

枇杷叶

吳　左

水不涵木陽升氣浮以中州濕熱素多益陰潛

虛陽祗用泄化

製首烏　上洋參　女貞子　東白朮

懷山藥　丹皮　雲茯苓　建澤瀉

白蒺藜　杭菊　米仁　生牡蠣

夏左　咳血已減脉仁弦少數時自畏寒氣火稍降陽亦不亢矣清降佐以養陽

北沙參　西党參　綿芪　大麥冬
丹皮　茜根炭　雲茯苓　杏仁
牛膝炭　橘絡　炙甘草

薛左
風寒疊受，金鬱不泄，久咳畏寒，脈弦緊，兩寸俱鬱閉，解上焦爲先。
桂枝　防風　蘇梗　廣鬱金

杏仁　桔梗　枳殼　橘紅
生甘草　前胡　桑白皮　茯苓
生姜

王　左
寒凝氣欝痰阻咳喘有血形寒脉細宜苦辛先泄

桂枝木　製小朴　杏仁　橘紅

枳殼　茯苓　旋覆花　葶藶子
製半夏　生姜　紅棗

范左　瘀血不淨內熱又起脉弦帶數左部更弱汗多
陽氣泄越陰亦愈耗仍從兩補調養

綿芪　西党参　大生地　元武板
大麥冬　丹皮　牛膝炭　白芍

知母　炙甘草　雲茯苓　旱蓮草

紅棗

翁右寒暄不節風邪又感咳痰帶紅臨曉微有寒熱

脉鬱小產虛之體深虞淹纏

蘇梗　防風　杏仁　桔梗

枳殼　旋覆花　新會皮　鬱金

前胡　生甘草

錢
右產虛風寒乘襲咳嗽寒熱肢節痒痛脈右鬱疎
理為先

老桂枝木　防風　杏仁　當歸
秦艽　蘇梗　枳殼　橘紅
木瓜　米仁　牛膝　鬱金

生姜　桒皮

陸左　由水下濕著格陽于上春令風木升動血隨上溢面腫内熱脉小滑數治宜清上泄下

荊芥炭　丹皮　黑山梔　冬桑叶

薄荷　杏仁　黄芩　赤苓

澤瀉　猪苓　枳壳　茅根

張　左　濕熱下瘀小腸膀胱氣化不清溲溺色變脈弱
左尺微弦宜清泄化
細生地　木通　黑山梔　赤苓
猪苓　牛膝炭　瞿麥　萹蓄
丹皮　燈心

黄　右　經事數促虛火上浮緣陰不制陽肺用太過所

致養陰調補爲宜

大生地　上洋參　大麥冬　女貞子

旱蓮草　丹皮　白芍　茯苓

生甘草　冬桑叶　新會皮　蛤粉炒阿膠

李右　胸腸痺阻脘痞脹痛噯逆嘈雜脈弦而弱泄木調

中之治

川連吳萸汁炒　旋覆花　代赭石　西黨參
製半夏　新會皮　枳實　赤苓
杏仁　蘇梗　焦蔞皮　炙甘草
白蔻仁

夏左　肺虛咳嗽畏寒，如前用溫養法

綿黃芪　桂枝皮　生白芍　生甘草

西党参　茯苓　新会皮　薏米仁

白扁豆　牛膝炭　姜枣

陸右　風熱上壅頭面項頸脹及胸膺咽喉不利身熱口渴脉小數之症勢隆重

荊芥　牛蒡子　桔梗　生甘草

連翹　黑山梔　黄芩　杏仁

桑白皮　赤苓　枳壳　茆根肉

周左　久咳肺虛勞傷則喘胸脇痛音嘶脉弱春令陽升最恐絡動血溢

旋覆花　新絳　杏仁　蘇子

桑白皮　北沙參　大麥冬　橘紅

茯苓　生蛤壳　象貝　枇杷叶

陸左　頭面腫脹不消咽喉仍阻身熱口渴脉弦數風熱上盛仍宜

宣泄

荊芥　牛蒡子　桔梗　杏仁

枳壳　黑山梔　薄荷　黄芩

赤苓　淡豆豉　橘紅　連喬

茆根肉

辛氏　高年氣血兩虚，痰火素多，春令陽氣泄越，風木變動，左半身陡然麻木不運，痰咳如前，足寒面熱，脉左弦，乃偏中之屬，未易效也

製首烏　上洋参　綿黄芪　大白芍

羚羊角　石決明　杭菊花　穭豆衣
當歸　秦艽　煨天麻　化橘红
黑芝麻